JN066170

足の裏・かかと・つま先の痛みが消える

園部式 足底筋膜炎改善メソッド

そくていきんまくえん

理学療法士
コンディション・ラボ所長
園部俊晴

彩図社

はじめに

あなたは、足の裏の痛みやしびれに対して、病院で行われた治療と説明に納得がいっていますか？

レントゲンを撮って「扁平足ですね」「かかとに棘ができてますね」と言われ、足底筋膜炎という診断が下され、薬を飲んで安静にする……。

これが一般的によく行われる治療でしょう。しかし、この本を手に取ってくださったあなたは、それでは良くならず何年もつらい痛みに悩んでいるのではないでしょうか。

私は30年以上にわたり理学療法士として、スポーツ整形外科が全国的に有名な総合病院のリハビリテーション室で患者さんへの運動療法の指導に従事してきました。薬のみに頼らず運動をもって治療や予防を行う中で、

運動療法には、私たちの体にもともと備わる「自然治癒力」や「潜在能力」を引き出し、病気・ケガ・加齢による変化で損傷したり衰えたりした体の働きを再び取り戻す、確かな力があることを日々実感してきました。

現在の医療現場において、下肢（かし）、特に足部の疾患は軽んじられる傾向にあります。ひざや腰の疾患であれば投薬と同時にリハビリを行うことも多いですが、足部疾患においてはそれすらないこともままあります。

しかし、**「足」は身体活動の土台ともいうべき部位**です。

私の約30年の臨床において、常に「足（足関節・足部）」を中心に診てきました。小さな子どもの足から高齢者の足、それからオリンピック選手やプロスポーツ選手まで、老若男女問わず幅広く様々な足を診ることができました。

再起不能といわれた故障を克服し、再び第一線で活躍できるようになった野球選手やサッカー選手、下肢の痛みで数歩も歩けないような状態から再びスタスタ歩けるまでに回復した高齢者など、運動療法は、適切に行えば驚くような改善効果を発揮することを、目の当たりにしてきたのです。

そんな私が今、足の裏の痛みやしびれに悩む多くの人たちに、問いかけたいことがあります。

「ずっと悩んでいるあなたの症状の原因は、一体なんでしょうか？」

「病院に行って薬と湿布を出されたり、温めたり電気をかけたりすることで、あなたの症状の原因は良くなると感じるでしょうか？」

よくよく思い返してみると、どの治療も、痛みの原因が明確にされないまま行われていたのではないでしょうか？　もっと言ってしまうと、これらの治療には明確な狙いがあるのでしょうか？

正直に言うと、これらの治療法であなたの足の裏の痛みが治るのは難しいでしょう。これらの治療法は、発症して1カ月以内の急性の痛みに対しては有効に働くことが多いです。しかし、慢性化した痛みの場合、これでは良くならない人が多いのが現状です。

なぜなら、「痛みを発している本当の原因となる組織」にアプローチができていないからです。

この本では、あなたの足の裏の痛み・しびれの本当の原因を知っていただくと共に、ずっとつらい足の裏の症状を解消するセルフケアの方法をお伝えしていきます。どれも1分ほどでできる簡単な方法です。

あなたの足の悩みを解消させてあげましょう。

『園部式足底筋膜炎改善メソッド』目次

第3章　原因組織へのセルフケア

第4章 痛まない足をつくるためのデイリーケア

【動画の使い方】

本書で紹介するセルフチェック方法やセルフケアは、該当ページ内にあるQRコードをスマートフォンで読み取ると動画で確認できます。

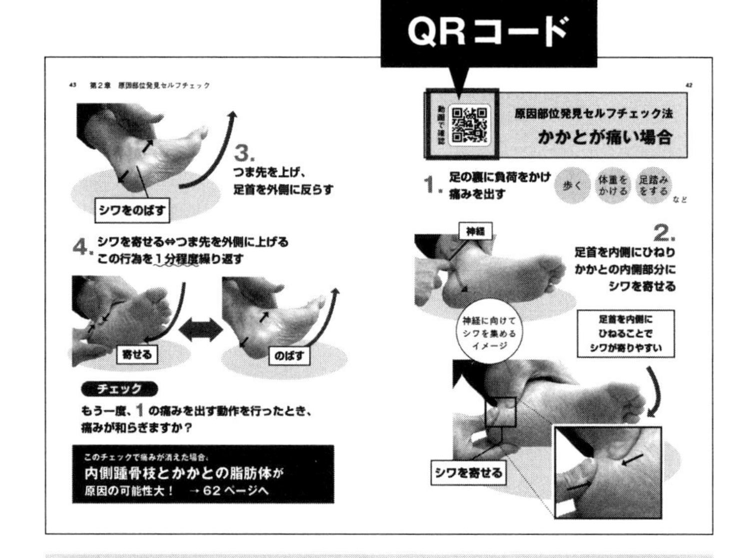
QRコード

42

動画で確認

原因部位発見セルフチェック法

かかとが痛い場合

1. 足の裏に負荷をかけ痛みを出す

歩く　体重をかける　足踏みをする　など

神経

2. 足首を内側にひねりかかとの内側部分にシワを寄せる

神経に向けてシワを集めるイメージ

足首を内側にひねることでシワが寄りやすい

シワを寄せる

43　第2章　原因部位発見セルフチェック

3. つま先を上げ、足首を外側に反らす

シワをのばす

4. シワを寄せる⇔つま先を外側に上げる
この行為を1分程度繰り返す

寄せる

のばす

チェック

もう一度、1 の痛みを出す動作を行ったとき、痛みが和らぎますか？

このチェックで痛みが消えた場合、
内側踵骨枝とかかとの脂肪体が
原因の可能性大！　→62ページへ

※一部の動画は、動画の途中から再生されます。QRコードを読み込んでもすぐに再生が始まらない場合は、一度YouTubeの動画を閉じて、再度読み込んでください。

YouTubeチャンネル
『園部式 足底筋膜炎 改善メソッド』で
公開中です！

（https://www.youtube.com/channel/UCKVRP9Yh1HeqF2tHBnj8PVg）

第1章

足の裏の痛みを起こす真の原因

01

その治療で足の裏の痛みは治るのか？

お門違いの治療法で痛みが「難治化」する

「足の裏が痛くて歩けない」

「歩くとかかとが痛い」

こうした症状を訴えて病院に行くと、多くの医療施設ではレントゲンを撮って検査をします。それ以外には特に詳しい検査をせずに、画像診断と足の裏の痛みという症状のみで「足底筋膜炎」と診断名をつけます。

しかし、30年にわたり下肢（かし）を診てきた私の経験から言うと、**実際に足底筋膜が炎症していることは非常に少ない**です。

それでも、「足底筋膜炎ですね」と診断が下れば、あとは「薬を出しますので、痛みが落ち着くまで飲んでくださいね」と投薬による治療が中心となります。

さて、このやり方であなたの足の裏の痛みは解消されるでしょうか？

この本を手に取ってくださったということは、それではあなたの症状、ひいては足の裏に対する悩みは解消していないということではないかと思います。

なぜこういった行き違いが起きてしまうのか。

その理由の1つとして、私は、そこにはある「誤解」が隠れているのではないかと考えています。

みなさんは足の裏の痛みを訴えて病院に行き、レントゲン等の画像をもとに診断がつけられているかと思います。場合によっては痛みのある部分を触らずに診断をする医師もいるかもしれません。

しかし、画像に現れる骨や軟骨の異常と、痛みが無関係であることは非常に多いのです。もし、画像の異常と痛みとが無関係な場合、お門違いの治療やケアが治りを妨げていると考えられるのです。

初めから原因を明確にして、その原因に対応した治療やケアが行われていれば、痛みをスムーズに取り除けることが多いのです。痛みが慢性化して医療難民化する患者さんを、かなり減らすことができると思えてなりません。

みなさんも一度、自分自身に問い直してみてください。
「一番痛いところは、診断された部位と一致しているのか？」
「説明を受けた原因と、自分の足の裏の痛みは関連があるのか？」
この質問に対して「違う」と感じるようなら、お門違いな治療を続けられているのかもしれません。

痛みの原因となる組織を見つけることが最優先

あなたの悩みである足の裏の痛みを改善するために、初めに行うべきことは、良い治療を受けることではありません。**その前の段階である「痛みの組織と原因を見つける」ことから始めなければならない**のです。

つまり、痛みの真犯人を見つけることこそが、あなたの症状を良くするはじめの一歩だと私は考えています。

私の30年の経験から言うと、痛みが出始めて1カ月程度以内であれば、薬を飲んだり、温めたり、電気をかけたりするお決まりコースの治療で痛みが取れてしまう事はよくあります。しかし、こうした治療で良くなってしまう人は、おそらく何もしなくても良くなったと思います。みなさんも、一時的に痛かったけど、しばらく様子を見ていたら良くなってしまう経験がありますよね。
しかし、1年間同じ部位の痛みに困っている人が、このような治療で次の月に良くなることはまずないでしょう。少なくとも、私はほとんどお目にかかったことがありません。
だからこそ、あなたが長きにわたり症状に悩んでいるなら、まずは痛みの真犯人を見つけることから始めなければなりません。

この本では、その真犯人を見つけるために、あなたの足の裏の痛みを引き起こしている組織と原因を自分でチェックする方法を紹介しています。もちろん病院の精密検査でないとわからないものもたくさんありますが、少なくとも自分で見つけられるものは多くあるのです。
第2章のセルフチェック方法を参考にして、痛みの原因を探ってみてください。

02

レントゲンに痛みは写らない！

画像検査での「異常」は痛みに直結しない

足の裏の痛みを訴えて整形外科を受診すると、医師はまず、レントゲン検査を行います。さらに精密検査で、MRI（磁気共鳴断層撮影）やCT（コンピュータ断層撮影）を撮ることもあります。

これらの画像検査で「外反母趾（がいはんぼし）ですね」「扁平足ですね」「かかとの骨に棘（とげ）がありますね」というように足の骨格に何らかの異常が認められると、この時点で骨格の異常と関連付けて「足底筋膜炎」などと診断されて治療が始まります。主に薬物療法が試みられます。

こうした治療で治ればいいのですが、実際には思うように改善せず、痛みの慢性化を許してしまう場合が多いことは、みなさんも身をもって感じていることでしょう。足部は現在の医療現場において軽んじられる傾向もあり、リハビリすら行わない医療機関もあります。

ここで注意したいのは、検査画像に骨の異常が写し出されたからといって、それが本当に痛みの原因かどうかは誰にもわからないということです。骨格の異常という「点」と痛みという「点」を単に結びつけているに過ぎないのです。だから**画像だけで診断されたのであれば、痛みの組織や原因が明確になることは極めて少ない**と私は感じています。

また、レントゲンには骨しか写りません。「足底筋膜炎」と診断が下るにもかかわらず、**足底筋膜も、足底にある筋肉も、神経も写らない**のです。「扁平足である」という骨格の状態はわかりますが、**それが痛みを引き起こしているかどうかは、本来この時点で判断できない**はずです。

さらに言うと、中高年のレントゲン画像は異常だらけです。加齢という誰も免れることのできない現実があります。軟骨がすり減ったり、足の構造も崩れていくものです。しかし、その異常が痛みを発生させているとは限りません。

画像診断と痛みの関係については、それを示す研究データがあります。

足の裏を対象にした研究ではありませんが、和歌山県立医科大学が２０１３年に「一般住民における腰部脊柱管狭窄症（ようぶせきちゅうかんきょうさくしょう）の画像と臨床症状の関連性」の調査研究を行い、次のように報告しました。

「40歳以上（平均66・３歳）のヒト９３８例を無作為にＭＲＩ検査したところ、77・９％の人に中等度以上の脊柱管狭窄があり、30・４％に重度の脊柱管狭窄があった。重度のうち、症状を有していたのは17・５％だった」（＊１）

脊柱管狭窄症の症状は腰痛と下肢痛ですが、画像診断の現実を示す大変興味深い報告です。中等度以上の脊柱管狭窄が約８割もの人に見つかったのに対し、症状を有していたのは２割に満たないと聞いて、驚いた人は多いのではないでしょうか。

例えば、脊柱菅狭窄症と診断された方で、みなさんがよく聞く「腰痛と下肢痛」を訴える方が来院されたとします。しかし、私が日頃行っている「原因部位発見メソッド」によって腰痛と下肢症状は「筋・筋膜性（筋筋膜性疼痛症候群）」であることが判明し、その後のセルフケアで症状が改善してくるということは

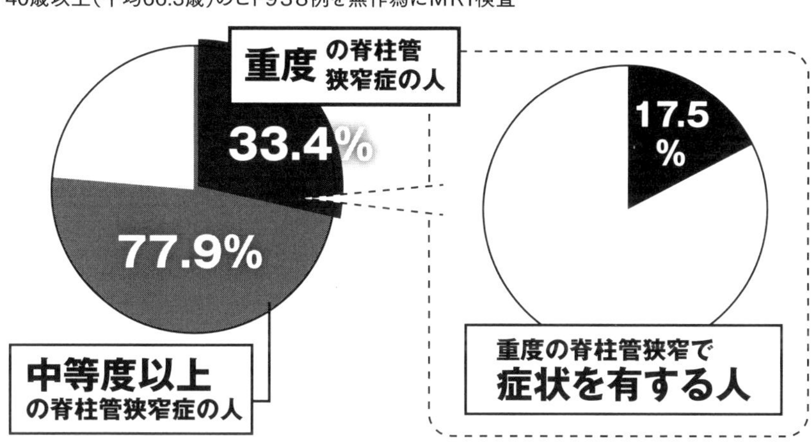

珍しくありません。

つまり、脊柱に施術していないにもかかわらず症状が改善しているわけですから、脊柱管狭窄症＝現在の症状とは言えないのです。

もちろん脊柱管狭窄があって、それによって症状が出ている人もいると思います。しかし、その比率はそれほど多くないということが先の報告からもわかるのではないでしょうか。

実は、ひざの場合でも、足の場合でも、同様のことが言えます。つまり、**画像に異常が写っても、それがあなたの痛みの真の原因かどうかはわからない**のです。

慢性的な痛みに悩む人にとって、このことは常に念頭においてほしいと思っています。

このことが分かってくると、はじめに行うべきことは良い治療を受けることではなく「痛みの組織と原因を見つける」こと、そしてその重要性も分かってくるのです。

（＊1)Y Ishimoto,,et al.：Associations between radiographic lumbar spinal stenosis and clinical symptoms in the general population: the Wakayama Spine Study. Osteoarthritis Cartilage. 2013 Jun;21(6):783-8.

整形外科テストでも痛みの原因を見つけるのは難しい

画像診断の次なる手段として用いられているのが、整形外科テスト（動作テスト）です。足の裏を手で押したり、足首や足の指などを動かして痛みのある部位を確認するテストのことです。

しかし、このテストで痛みが出たからといって、それで痛みの組織と原因がわかるかというと、そうではありません。

なぜなら、これらの整形外科テストは筋肉や脂肪、神経といった**複数の組織**

に負荷を加えているので、痛みを引き起こしている組織がどれかは断定できないからです。

例えば、土踏まずに痛みがあるとします。しかし、土踏まずの部分には筋肉も神経も腱もたくさん走っています（足の構造については次の項目で詳しく説明します）。

ですから、これだけでは痛みを引き起こしている組織を判断することはできませんし、また推測した組織以外のものが痛みを出していることを否定できないのです。

03

「足底筋膜炎」と呼ばれる病気の正体

「足底筋膜」とは何か？

足の裏の痛みを訴えて病院へ行くと、「足底筋膜炎」と診断されることがほとんどです。では、「足底筋膜」とはどういった組織なのか？　足の構造も含めて解説しましょう。

まず、「足底筋膜炎」は読んで字のごとく、足底筋膜が炎症を起こし、痛みなどの症状を起こした状態のことをいいます。「足底腱膜（けんまく）炎」という表記も見たことがあるかもしれませんが、どちらも同じ症状を指します。「腱膜」の方が医学的には正確な呼び方ですが、一般的に「筋膜」の方が浸透しているので本書ではこの呼び方をしています。

足底筋膜は、かかとの骨からつま先の骨にかけて、膜のように張っている腱

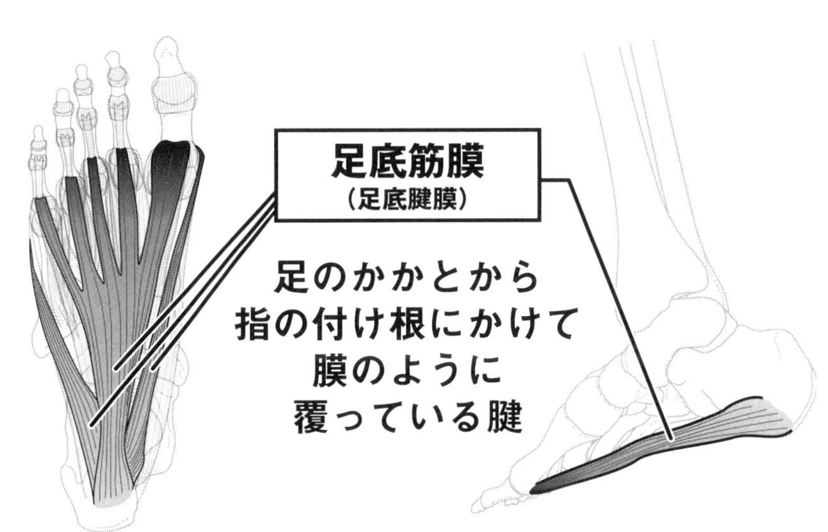

（右足を下から見た図）　（右足を斜め後ろから見た図）

のことを指します。足のアーチ構造を支えるクッションの役割を果たしています。

一般的に、原因としてはマラソンランナーのように走ることが多い、仕事で歩くことが多いというように、足底筋膜に強い負荷がかかると発症しやすいとされます。また、足のアーチ構造が崩れた状態である「扁平足」や「凹足（おうそく）」の場合も足底筋膜への負荷が強くなるため、症状が現れやすいと言われます。

症状が現れるタイミングの特徴として、**「朝起きた時が一番、足を地面につけられないほど痛い」**というものがあります。

しかし、ここで疑問が生じます。足底筋膜の「炎症」であるなら、安静にしていれば症状は落ち着くはずなのです。それが、ゆっくり寝て休んだあとの朝に痛みが出るというのはどういうことでしょうか？
それこそ、真の原因が足底筋膜の炎症ではないことの証左となります。

足の裏の痛みを誘発する「神経」の存在

足の裏が痛む場合、特に**「朝に痛い」場合の多くは「神経」の滑走障害が原因である**と私は考えます。
足の裏には、かかとを起点としてたくさんの神経が縦横無尽に走っています。さらに元をたどると、腰の位置から膝の後ろ、ふくらはぎを経由してくるぶしの内側を通って足の裏につながっています。
左のページの図を見てください。足の裏の神経をおおまかに分けると、「かかとの部分」「土踏まず（足の内側）の部分」「足の外側の部分」「つま先の部分」それぞれに神経が走っています。
さらに、神経と同じように、かかとからつま先の各指をつないでいる筋肉も

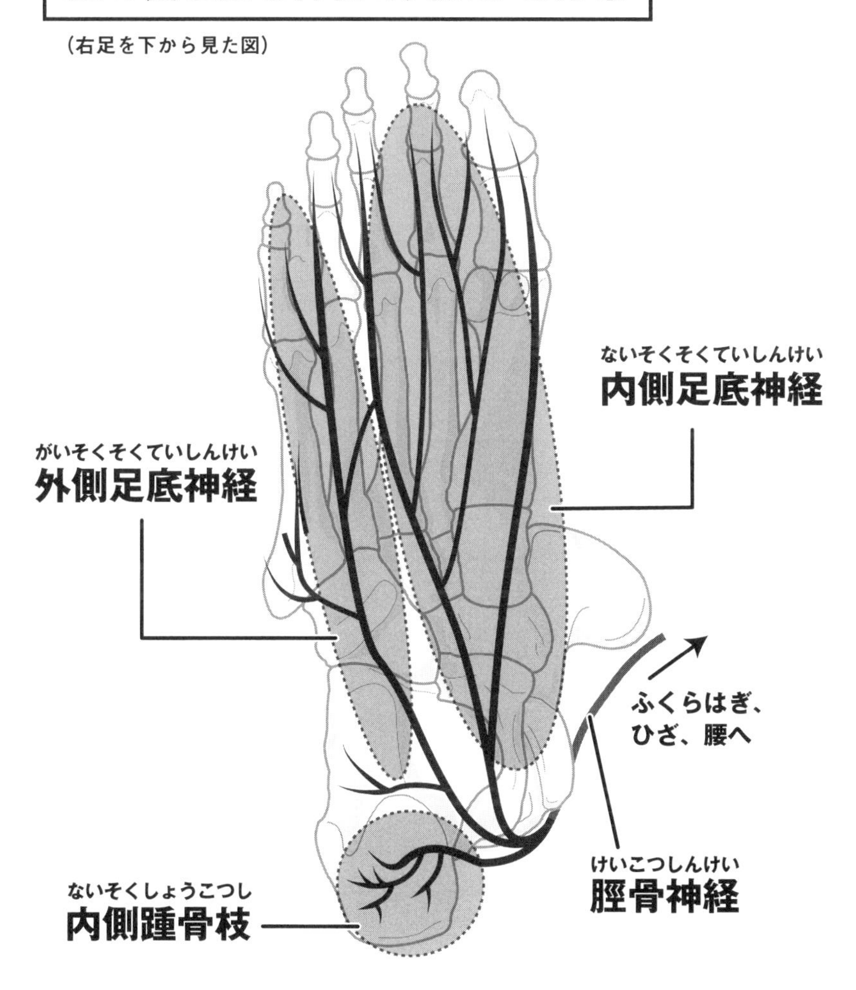
足の裏を走る神経の大まかな分布
（右足を下から見た図）
ないそくそくていしんけい
内側足底神経
がいそくそくていしんけい
外側足底神経
ふくらはぎ、
ひざ、腰へ
けいこつしんけい
脛骨神経
ないそくしょうこつし
内側踵骨枝

その周辺に存在します。筋肉だけでなく脂肪体などの組織もあります。
神経と筋肉が密接していることで何が起きるかというと、**周辺組織によって神経が圧迫され、滑りが悪くなっている＝滑走障害を起こしている**のです。これが痛みを発していると私は考えています。

なぜ神経の滑走障害で痛みが生じるのか。
この理由をわかりやすく説明するために、古いドアの開閉を例に挙げて考えてみましょう。たとえば、長期間使っていなかったドアを開けるときに、「ギーギー」といった耳障りな音のすることがあります。
しかし、何度か開け閉めを繰り返していると、いつの間にか音が鳴らなくなることがありますね。古いドアの音と動き始めの痛みは、よく似てると思いませんか？
古いドアと同様に、**動き始めるときに神経の滑りが悪いことによる痛みがあっても、動きながら馴染んでいくうちに痛みは軽減します**。「動き始めるときに痛いんだけど、動いているとなんとかなっちゃうんです」といった患者さんの声もよく聞かれるものです。

足の裏を走る筋肉

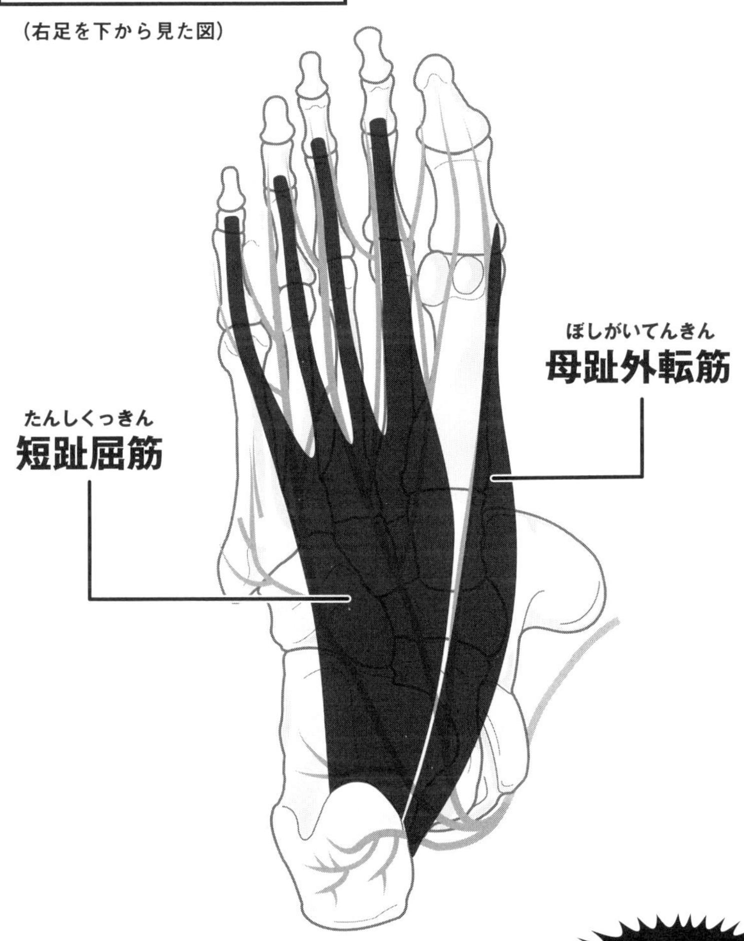

母趾外転筋と短趾屈筋の深層を足底神経群が走っている → 圧迫による滑走障害

つまり、動き始めの痛みを感じる場合は、何らかの滑走障害を生じていると考えられます。

足底筋膜炎の症状の特徴である「朝起きた時は足がつけないほど痛いが、しばらく歩いていると何とか普通に歩けるようになる」というのは、神経の滑走障害に起因するものと考えると辻褄が合うと思いませんか?

そのため私は、「足底筋膜炎」と診断される足の裏の痛みは、筋膜ではなく神経へのアプローチを試みることで改善されると考えています。

扁平足と足底筋膜炎の関係

23ページでも少し触れましたが、足底筋膜炎と同時に語られることが多いのが、**扁平足**です。扁平足とは、本来足にあるはずのアーチ構造が崩れてしまい、ぺたっと平たい形になった足のことをいいます。土踏まずがないというとわかりやすいでしょうか。足の裏の痛みを訴えて病院を受診すると、扁平足である

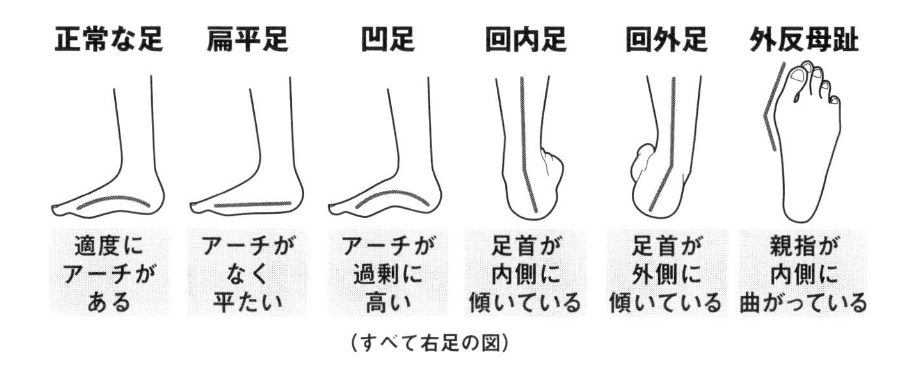

（すべて右足の図）

場合はそれが原因であるように言われることもあります。

　扁平足と同様に、足の形の異常を表すものとして「凹足（おうそく）」「回内足（かいないそく）」「回外足（かいがいそく）」「外反母趾（がいはんぼし）」といったものもあります。それぞれ、足の甲が通常より高く盛り上がっている状態、足首が内側に傾いている状態、足首が外側に傾いている状態、足の親指が内側に向かっている状態と説明できます。

　実は扁平足に限らず、どの足の骨格でも足の裏の痛みが起こります。しかし、基本的に**どの足であろうとも、それ自体が足底筋膜炎の原因になると言い切ることはできません。**

　足の形としてはたしかに異常であると認められます。ところが、その骨格の異常が痛みの原因になっているかどうかはわからないというのはすでに述べた通りです。

04

足の裏の痛みを生む5つの組織

では、痛みを発している組織とはどこなのか。それが主に次の5つです。

①**母趾外転筋**（ぼしがいてんきん）
②**短趾屈筋**（たんしくっきん）
③**内側足底神経**（ないそくそくていしんけい）
④**内側踵骨枝**（ないそくしょうこつし）
⑤**脛骨神経**（けいこつしんけい）

どれも耳なじみがないことと思いますが、いずれも足の裏にある筋肉や神経の名称です。図で位置を確認すると、ご自身の痛みの場所と一致するという人も多いのではないでしょうか。

それぞれの構造については第3章で詳しく説明しましょう。

足の裏の痛みを生む５つの部位

（右足を下から見た図）

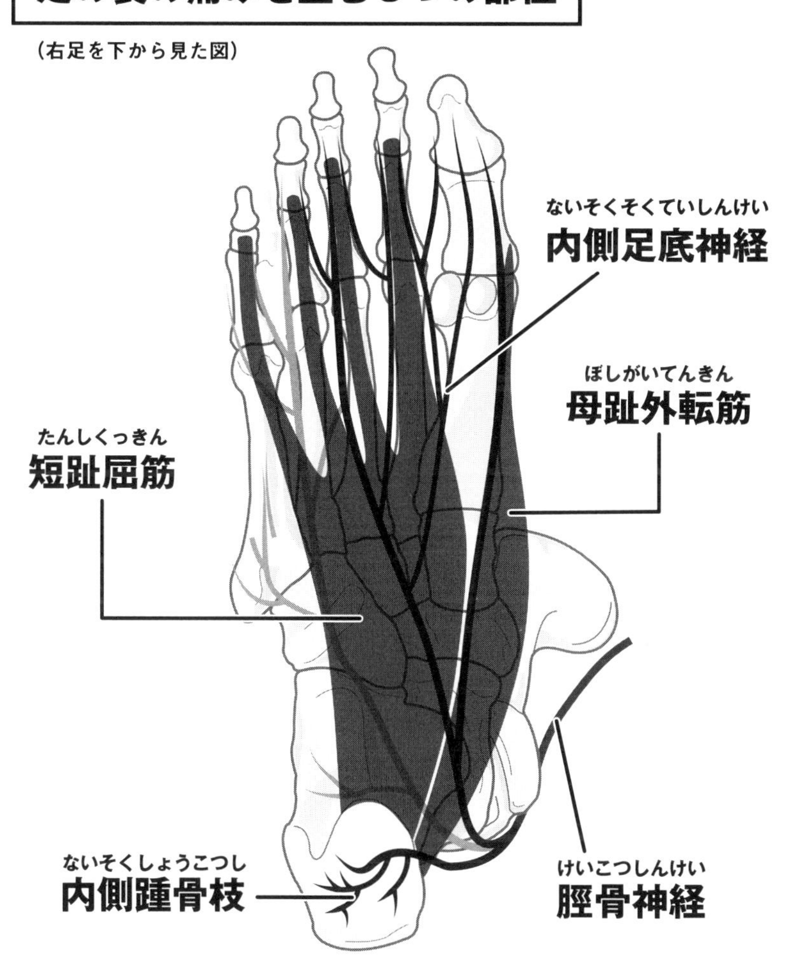

➡ 各部位の詳細は第３章へ

痛みの真の原因が見つかる「原因部位発見メソッド」

ここまで足の裏の痛みを引き起こす原因となる組織についてお伝えしてきました。

「それはわかったけど、じゃあどうすればいいの？」

「私の足の裏の痛みの原因は５つのうちどれなの？」

「どうしたら足の裏の痛みが良くなるの？」

当然、この疑問が湧きますよね。その答えをお伝えしていきます。

私が患者さんに運動指導をする際にいつも行っているのが、「画像検査」「整形外科テスト」に続く**第３の評価法「原因部位発見メソッド」**です。どの組織が痛みを感知しているのかを丹念に触りながら調べていき、疑わしい部位が見つかったら、その組織を操作（ほぐしたり、伸ばしたり、動かしたり）してみます。

ポイントは、「この操作をしたときに**痛みがなくなるか**」です。

特定の組織を動かしたときに痛みが生じたというだけでは従来の整形外科テストと変わりません。私の「原因部位発見メソッド」は、**そこからさらに原因**

と思われる場所を操作して、痛みが消失したり、明確に和らぐか、という点を見ます。

こうすると痛みが出るというテストに加えて、そこを操作したら痛みが和らいだ。この一連の操作があって初めて、その部位（組織）こそが痛みを拾っている本当の原因部位であることがわかるのです。こうして見つかった痛みの原因部位が、画像検査や整形外科テストの結果と一致しないことは決して珍しくありません。

この方法は患者さん自身が痛みの確かな変化をその場で感じ取れるため、「なるほど、ここが痛みの原因だったんだ」「ようやく本当の原因がわかりました」とみなさん実感を持って納得されます。**原因部位を操作して痛みが和らげば、その後に痛みが戻ったとしても、痛みの組織と原因を把握したうえで治療を進めることができます。**

原因部位さえわかれば話は早いです。そこをほぐしたり動かしたりする治し方を覚え、毎日実践するだけです。たったそれだけで、ずっと悩んできた慢性の足の裏の痛みがあっけなく軽減することを多くの人が実感しています。

では、次の章で「原因部位発見メソッド」を説明していきたいと思います。

症例 1

「大好きな登山がもう一度できるように！」

登山を10年ほど続けてきましたが、4ヶ月前から足の裏が痛くなり、とても登山に行けるような状態ではなくなってしまいました。

病院に行ってみると、レントゲンを撮って、先生は私の足を触りもしないで「足底筋膜炎」と診断し、「もう登山はやめてください」と言われました。とてもショックでした。

痛みも引かず、もう諦めるしかないかと思っていたときに、友人から園部先生のことをお聞きしました。園部先生は私の話をよく聞いてくれ、そして足の形や歩く姿勢を観察して「わかったと思うよ」と言って私の足の施術を始めました。すると不思議なことに、その場で歩くときの痛みが改善したのです。こんな簡単なことで？　とも思いましたが、たしかに痛みが軽減しました。

さらに、インソールを作成して歩き方を改善していただき、セルフケアとしていくつかの運動を教えてくれました。

1ヵ月ほどすると、朝起きたときの痛みも、普段の生活での痛みもなくなっていることに気が付きました。今では大好きだった登山も再開でき、諦めないで本当に良かったと思っていますし、感謝の気持ちでいっぱいです。

（60代女性・Tさん）

第2章
セルフチェック
あなたの痛みはどこから？

01

痛みを自分で探すためのセルフチェック法

第1章で、足の裏の痛みを引き起こす原因についてご説明しました。簡単にもう一度まとめると、「足底筋膜炎」と診断される足の裏の症状は、足底筋膜そのものの炎症ではなく、周辺にある組織によって足底に入る神経が圧迫され、引き伸ばされることで痛みが生じることが多いと考えています。その組織とは、次の5つです。

①母趾外転筋（ぼしがいてんきん）
②短趾屈筋（たんしくっきん）
③内側足底神経（ないそくそくていしんけい）
④内側踵骨枝（ないそくしょうこつし）
⑤脛骨神経（けいこつしんけい）

どれか1つのみが原因となっていることもあれば、複数の組織に該当する場合もあります。

これからあなたの症状を起こしている組織が何かをご自身でチェックする方法をお伝えしますが、その前に1点注意していただきたいことがあります。

・じんじんして、じっとしていられないほど痛い
・痛みが生じるようになってから発熱が続いている
・下肢の片方（または両方）がほとんど動かない
・強い外傷（打撲、転倒など）があった

これらの症状のいずれかに該当する場合、深刻な病気が隠れている可能性が考えられます。

「原因部位発見メソッド」の前に、あなたの足の裏の痛みが深刻なものでないかのチェックを行っていただき、**1つでも該当するようでしたらすぐに医療機関を受診して、詳細な検査を行うことをお勧めいたします。**

私が提案する「原因部位発見メソッド」によって、足の裏の症状は一時的に緩和されます。痛みが緩和されない場合や、「じっとしていても痛い」場合は医師の診断を受けるようにしてください。

セルフチェックの行い方

実際のセルフチェックの手順を簡単にお伝えしましょう。必要なのは次に挙げる３つのステップです。

ＳＴＥＰ１「痛みを出す」
ＳＴＥＰ２「痛む部位に応じた施術をする」
ＳＴＥＰ３「もう一度、ＳＴＥＰ１の動作を行い、痛みが和らいだことを確認する」

最初のステップは「痛みを出す」ことです。あなたの足の裏は、どのような動きをするとどこが痛むのかを確認します。痛む場所にかかわらず、足の裏に体重をかけると痛む場合が多いので、私が推奨する動作の1つは「足踏み」です。他にも、「普段痛みが出る部分に体重をかける」「ただ歩いてみる」という動作もいいですね。セルフチェックを行ううえで「痛みを出す」ことは大切ですので、41ページにあるQRコードから動画を参考にしてください。

次に、「痛む場所に応じた施術」を行います。これは41ページで痛む部位を確認したのち、42ページ以降のご自分の痛む部位に対応した施術を行っていただきます。

そして、その施術を行ったのちに、もう一度STEP1で行った「痛みを出す」動作を行います。**このときに、最初に感じていた痛みが和らぐようであれば、あなたの痛みの原因はその組織で間違いない、という判断になる**わけです。

ご自分の痛みの原因がわかったら、第3章以降のセルフケアでしっかり対処していきましょう。

「原因部位発見メソッド」の前に…

次の症状があれば要注意！

- □ じんじんして、
  じっとしていられないほど痛い
- □ 痛みが生じるようになってから
  発熱が続いている
- □ 下肢の片方（または両方）が
  ほとんど動かない
- □ 強い外傷（打撲、転倒など）があった

**1つでも当てはまる場合は
すぐに医療機関を受診して、
詳細な検査を受けることを
おすすめします。**

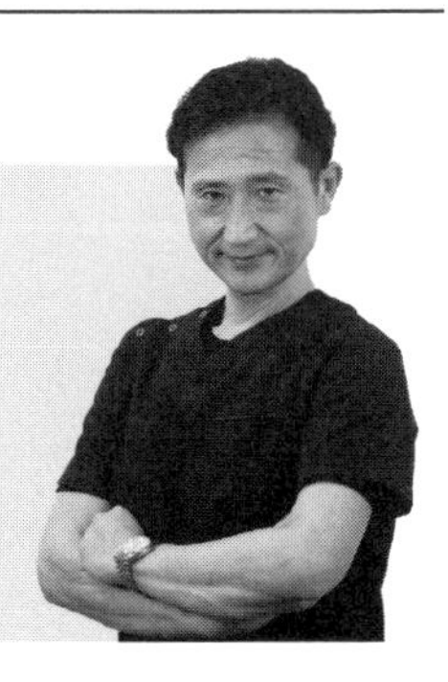

当てはまるものがなければ次のページに進みます。

原因部位発見セルフチェック法⓪

痛む場所はどこ？

あなたが普段感じている痛みの部位は…

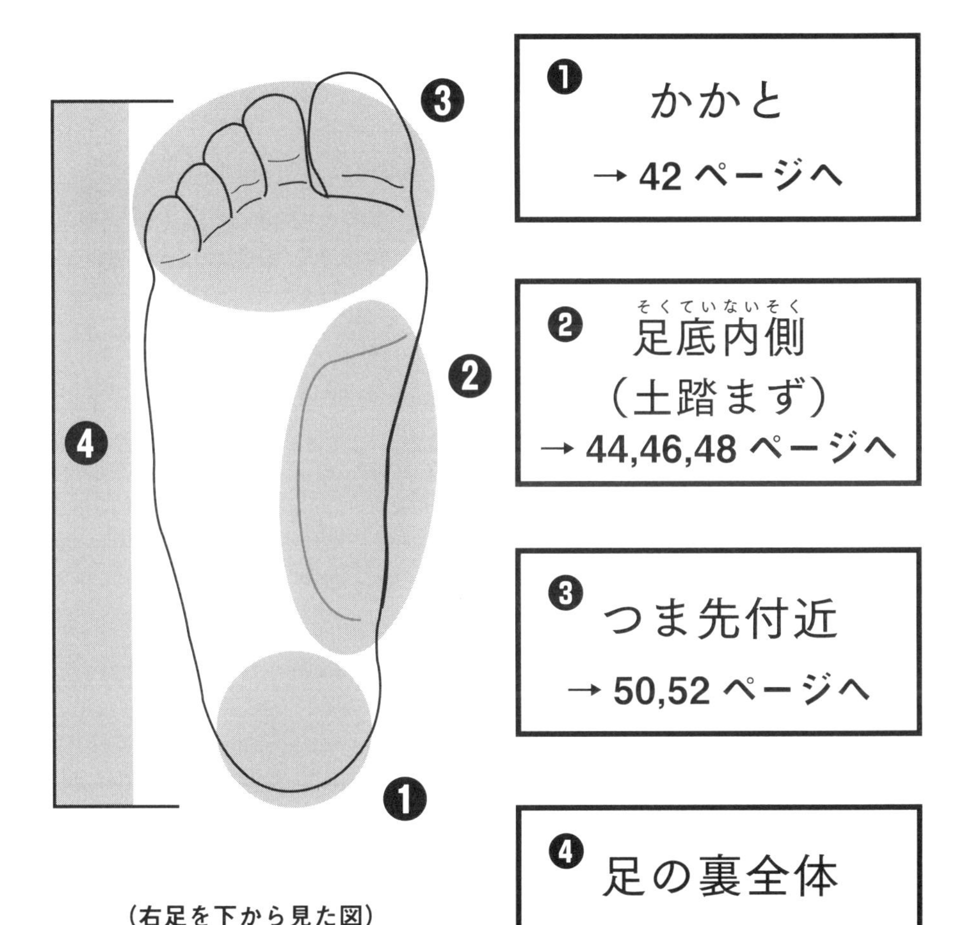

（右足を下から見た図）

❶ かかと
→ 42 ページへ

❷ 足底内側（そくていないそく）
（土踏まず）
→ 44,46,48 ページへ

❸ つま先付近
→ 50,52 ページへ

❹ 足の裏全体
→ 54,56 ページへ

動画で確認

原因部位発見セルフチェック法
かかとが痛い場合

1. 足の裏に負荷をかけ痛みを出す

歩く　体重をかける　足踏みをする　など

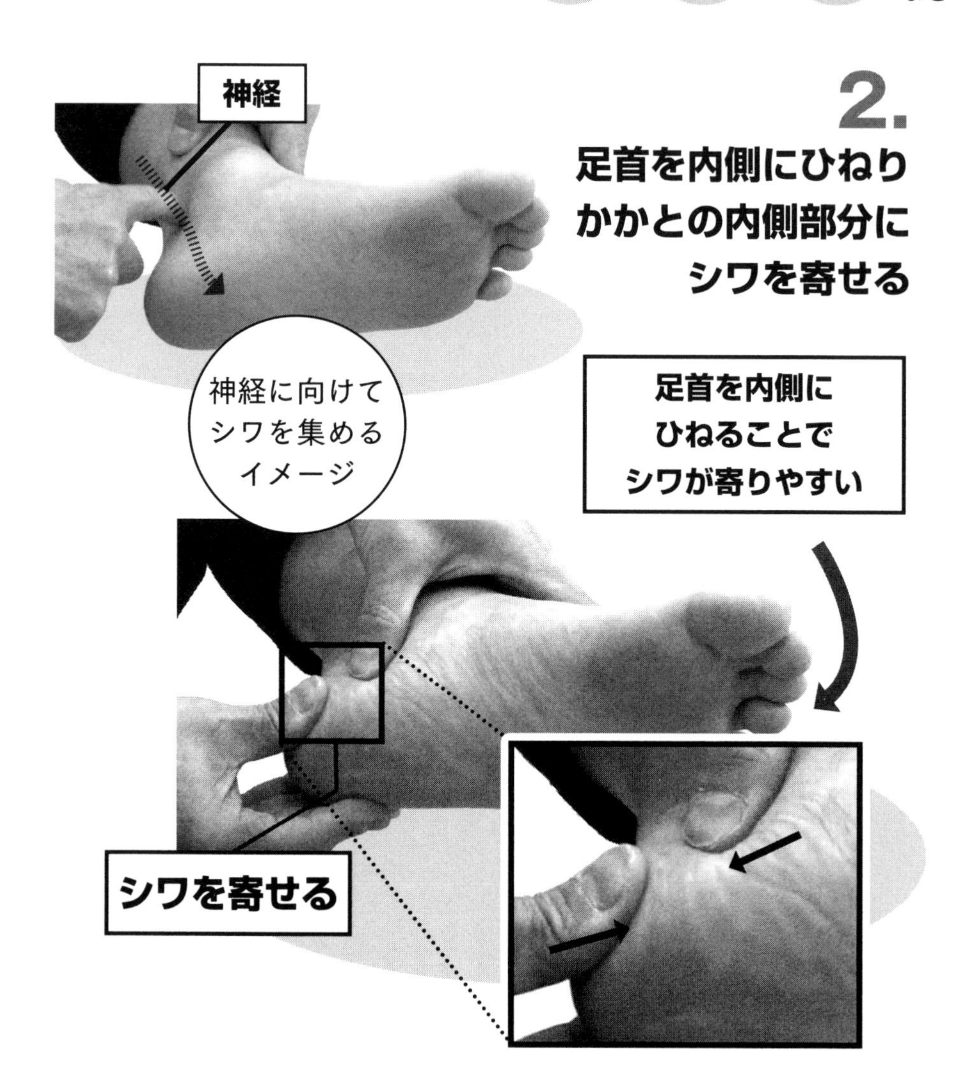

2. 足首を内側にひねりかかとの内側部分にシワを寄せる

足首を内側にひねることでシワが寄りやすい

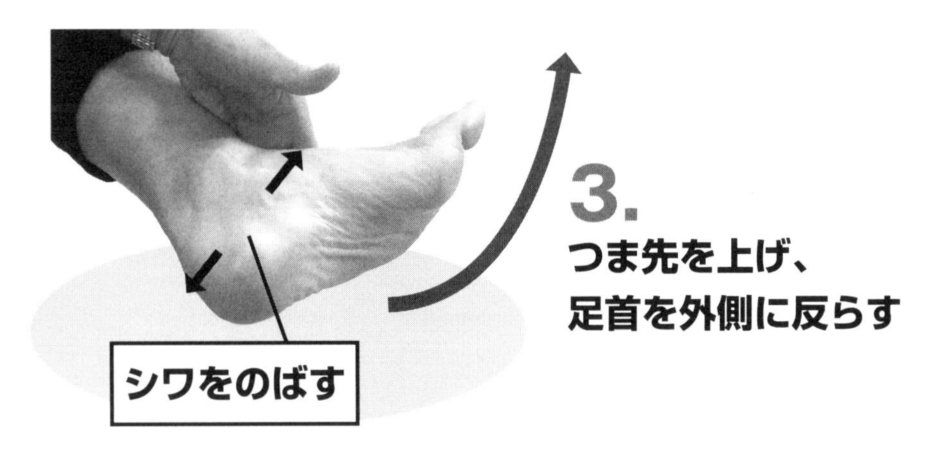

3. つま先を上げ、
足首を外側に反らす

4. シワを寄せる⇔つま先を外側に上げる
この行為を1分程度繰り返す

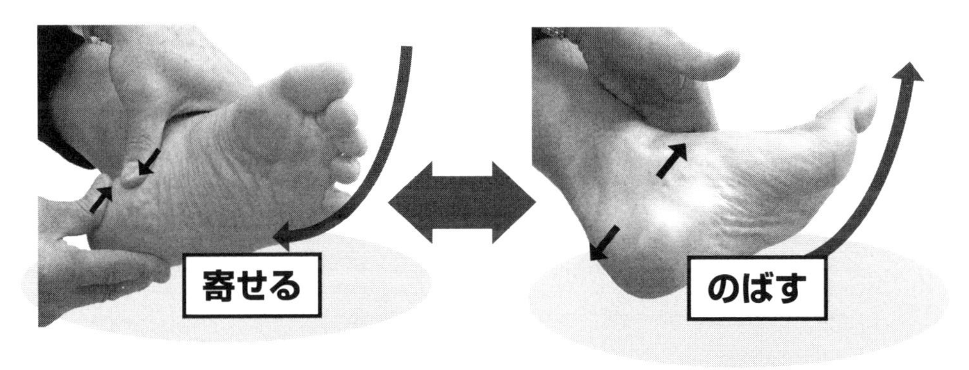

チェック

もう一度、1 の痛みを出す動作を行ったとき、
痛みが和らぎますか？

このチェックで痛みが消えた場合、
内側踵骨枝とかかとの脂肪体が
原因の可能性大！　→ 62 ページへ

動画で確認

原因部位発見セルフチェック法

土踏まずが痛い場合①

1. 足の裏に負荷をかけ痛みを出す

歩く

体重をかける

足踏みをする

など

2. かかとの内側から親指内側までかかる「母趾外転筋」の存在を確認する

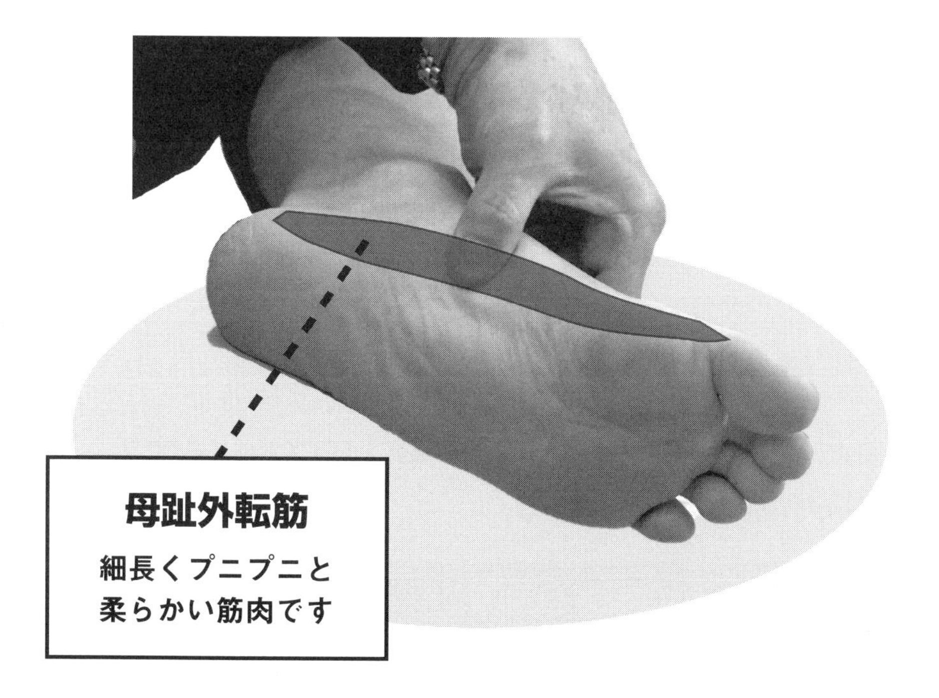

母趾外転筋

細長くプニプニと柔らかい筋肉です

3. 母趾外転筋を足の甲側⇔足の裏側と交互に押す

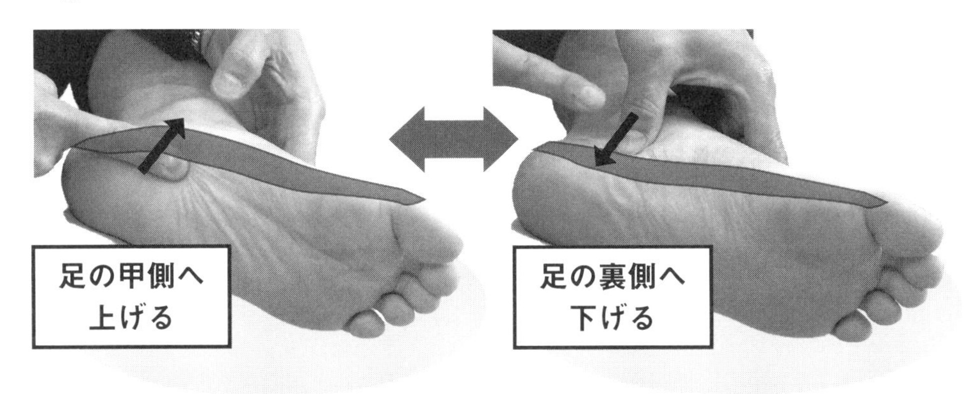

4.

**押す位置を
かかと→つま先側へ
スライドさせながら
続ける（1分程度）**

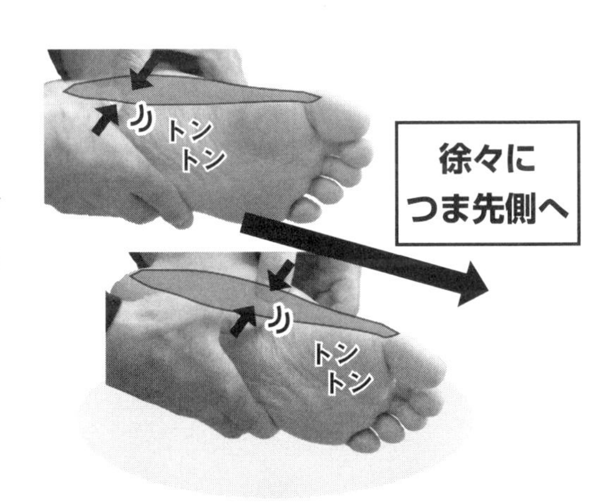

チェック

**もう一度、1 の痛みを出す動作を行ったとき、
痛みが和らぎますか？**

このチェックで痛みが消えた場合、

**母趾外転筋と内側足底神経の滑走障害が
原因の可能性大！**　→ 68 ページへ

動画で確認

原因部位発見セルフチェック法

土踏まずが痛い場合②

1. 足の裏に負荷をかけ痛みを出す

歩く　体重をかける　足踏みをする　など

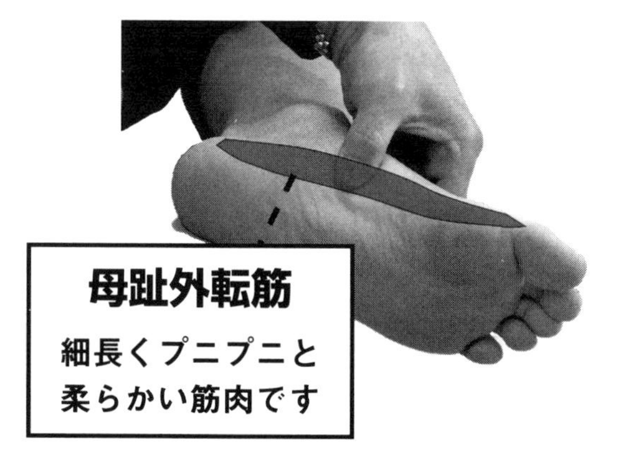

2. 「母趾外転筋」の存在を確認する

3. 母趾外転筋を両手親指を使って足の甲側にぐっと持ち上げる

痛む部位は避ける

4. 母趾外転筋を持ち上げながら指先をグーパーする（1分程度）

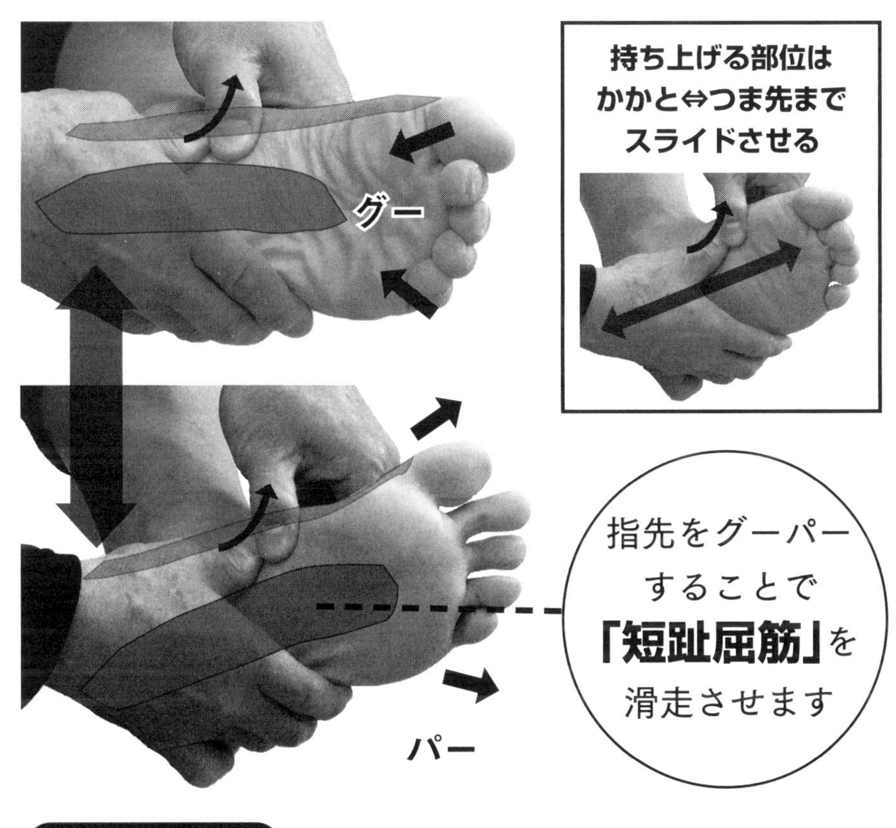

チェック

もう一度、1 の痛みを出す動作を行ったとき、痛みが和らぎますか？

このチェックで痛みが消えた場合、

母趾外転筋と短趾屈筋の滑走障害が原因の可能性大！

→ 68 ページへ

動画で確認

原因部位発見セルフチェック法

土踏まずが痛い場合③

1. 足の裏に負荷をかけ痛みを出す

歩く

体重をかける

足踏みをする

など

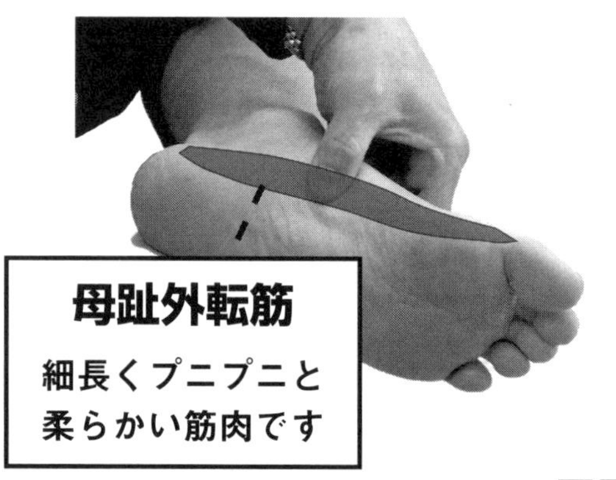

2. 「母趾外転筋」の存在を確認する

母趾外転筋

細長くプニプニと柔らかい筋肉です

3. 母趾外転筋の内側にあるくぼみに親指を強くあてる

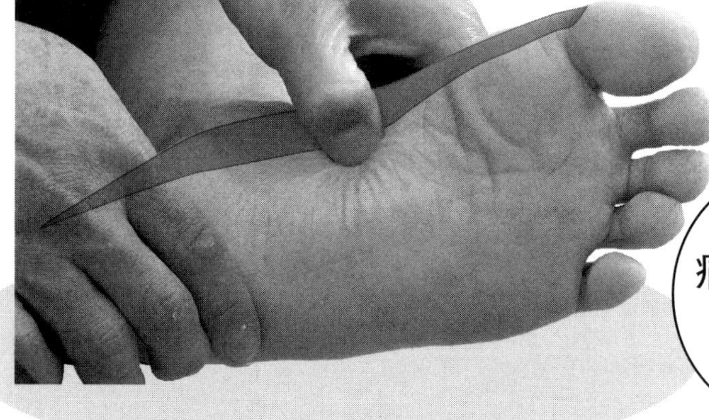

痛む部位は避ける

4. くぼみにあてた親指をつま先⇔かかと間でずらしながら、足の小指側に向けて「短趾屈筋」を強めに押し出す（1分程度）

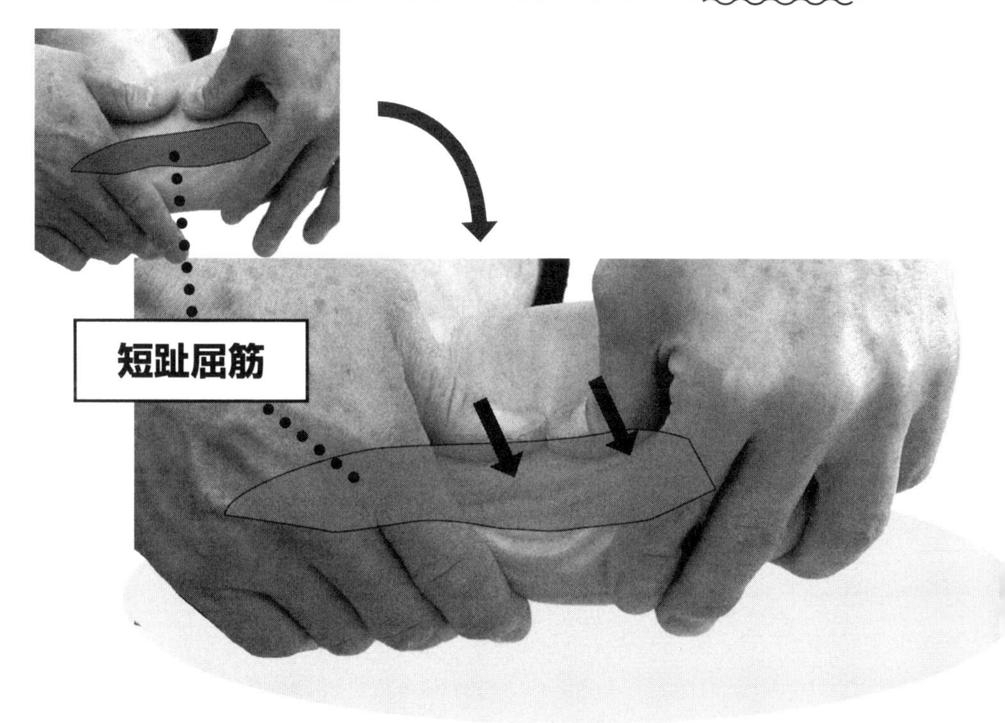

チェック

もう一度、1 の痛みを出す動作を行ったとき、痛みが和らぎますか？

このチェックで痛みが消えた場合、
短趾屈筋と内側足底神経の滑走障害が原因の可能性大！　→ 68 ページへ

動画で確認

原因部位発見セルフチェック法

つま先付近が痛い場合①

1. 足の裏に負荷をかけ痛みを出す

歩く

体重をかける

足踏みをする

など

2. かかとの内側から親指内側までかかる「母趾外転筋」の存在を確認する

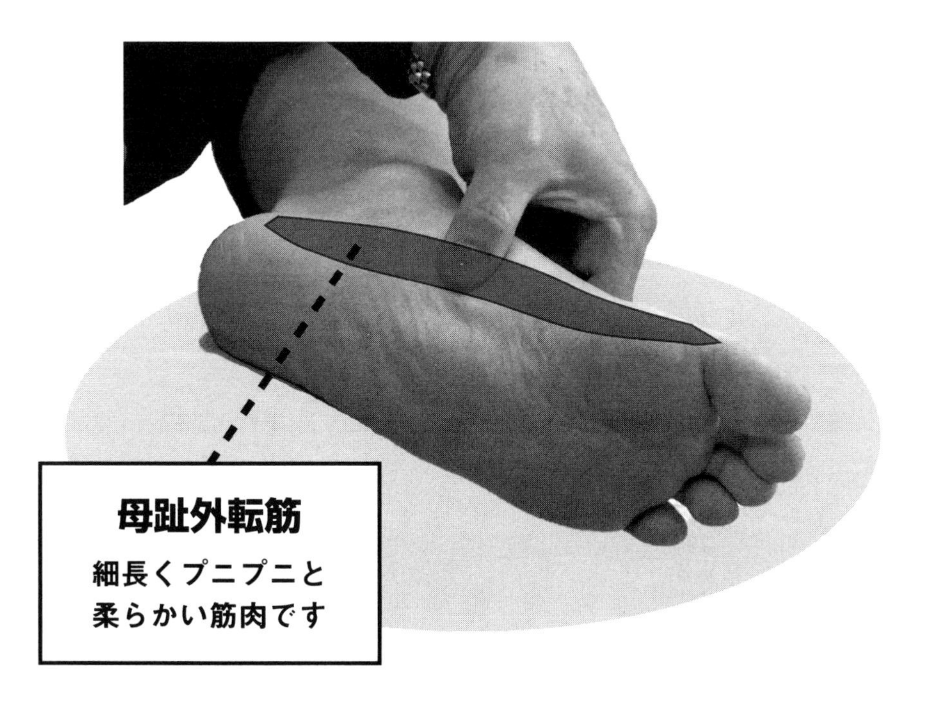

母趾外転筋

細長くプニプニと
柔らかい筋肉です

3. 母趾外転筋を足の甲側⇔足の裏側と交互に押す

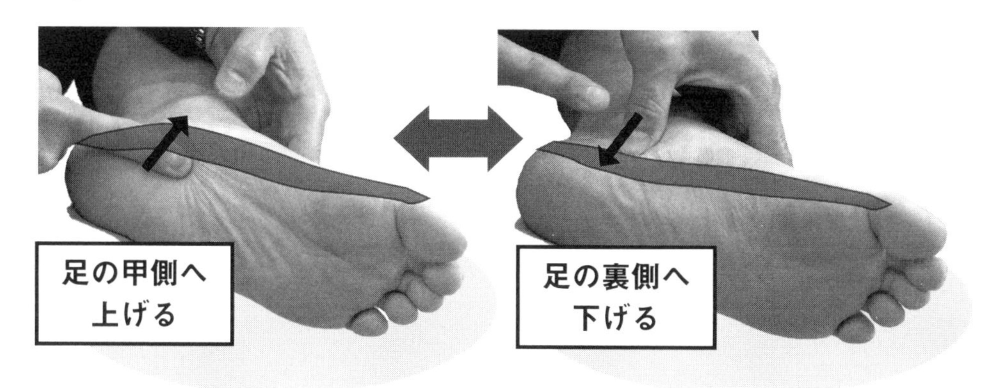

4.

**押す位置を
かかと→つま先側へ
スライドさせながら
続ける（1分程度）**

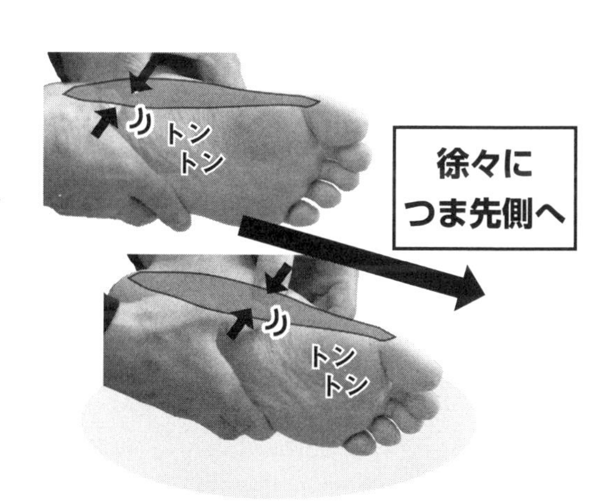

チェック

**もう一度、1 の痛みを出す動作を行ったとき、
痛みが和らぎますか？**

このチェックで痛みが消えた場合、

**母趾外転筋と内側足底神経の滑走障害が
原因の可能性大！**　→ 76 ページへ

動画で確認

原因部位発見セルフチェック法
つま先付近が痛い場合②

1. 足の裏に負荷をかけ痛みを出す

歩く　体重をかける　足踏みをする　など

2. 足の裏を親指側・小指側から押して中央部分の短趾屈筋を浮き上がらせる

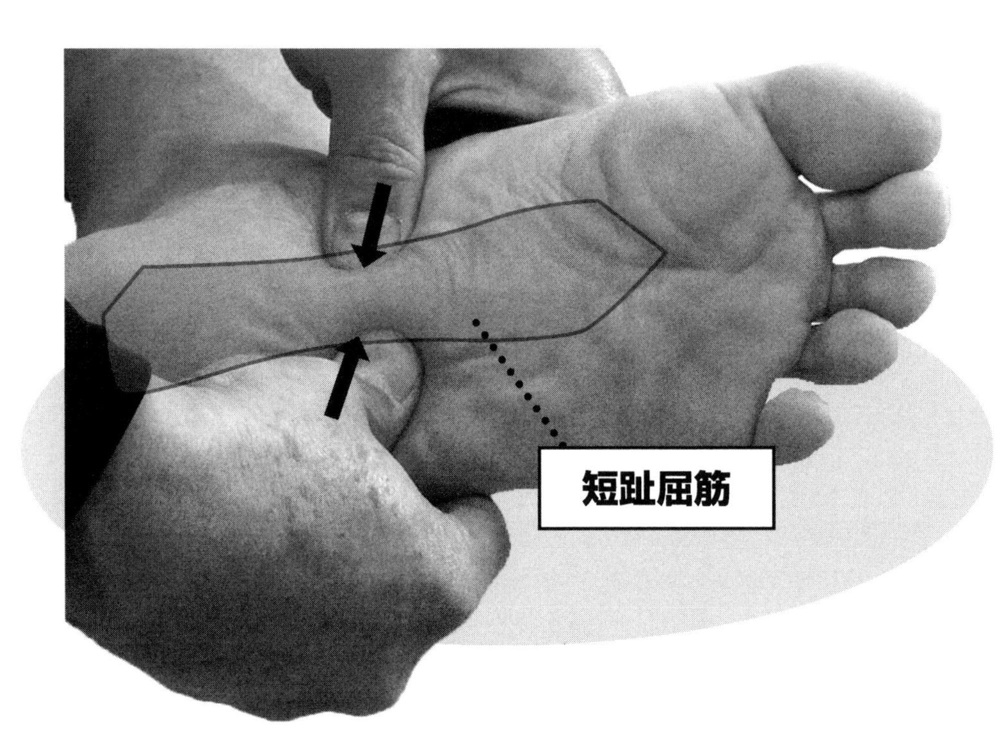

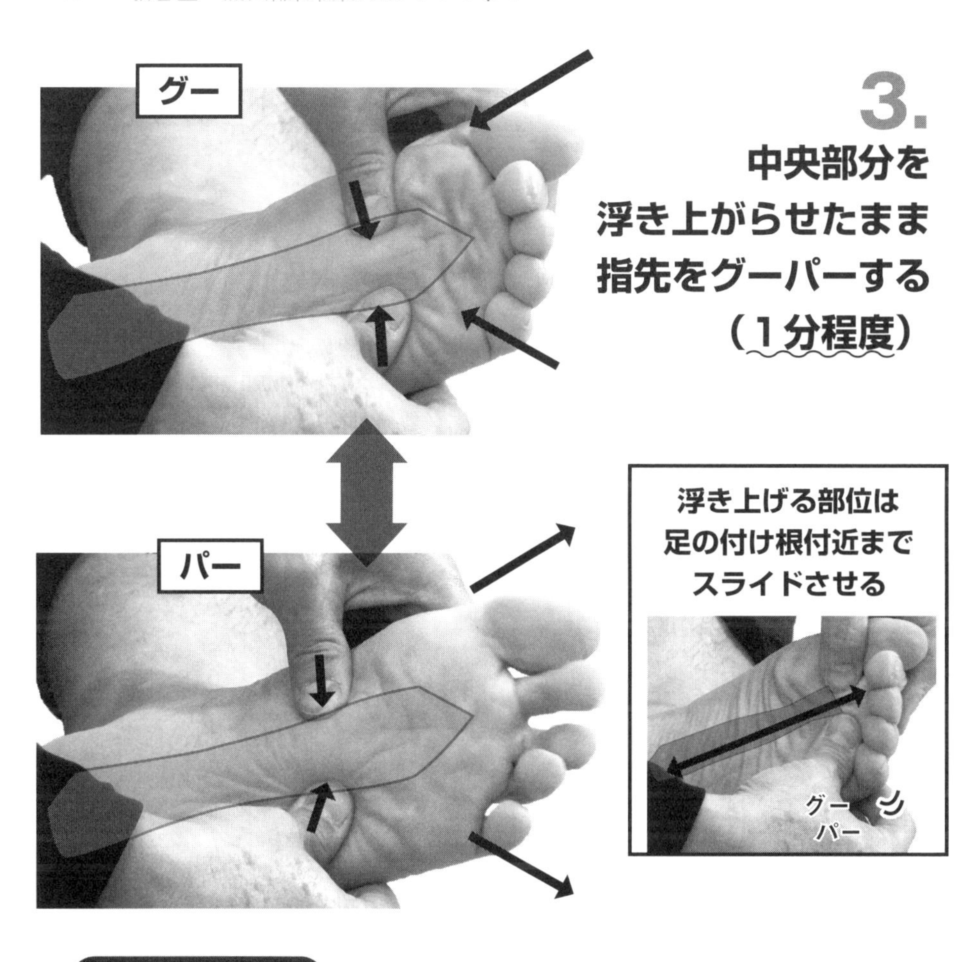

3. 中央部分を浮き上がらせたまま指先をグーパーする（1分程度）

チェック

もう一度、1 の痛みを出す動作を行ったとき、痛みが和らぎますか？

このチェックで痛みが消えた場合、

短趾屈筋と内側足底神経の滑走障害が原因の可能性大！　→ 76ページへ

動画で確認

原因部位発見セルフチェック法

足の裏全体が痛い場合①

1. 足の裏に負荷をかけ痛みを出す

歩く　体重をかける　足踏みをする　など

2. 内くるぶしのかかと寄りにあるくぼみ部分を後方へずらす

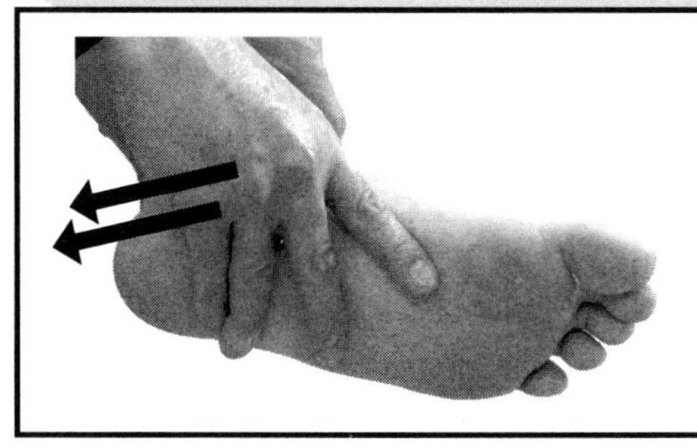

両手で行う方が力を入れやすいです

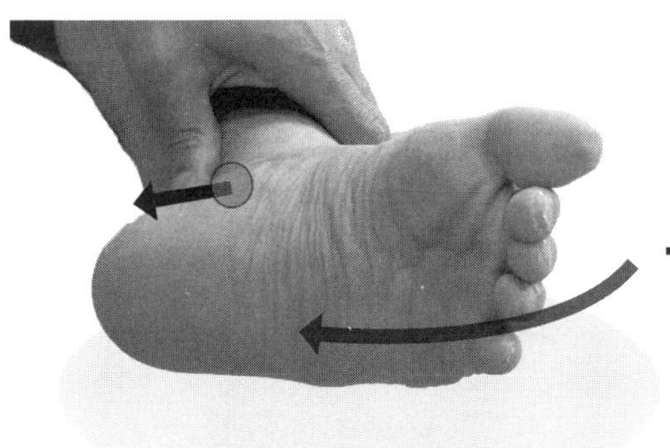

3.

手の親指の位置を支点にしてつま先を下・内側⇔上・外側と角度を変えて動かす（1分程度）

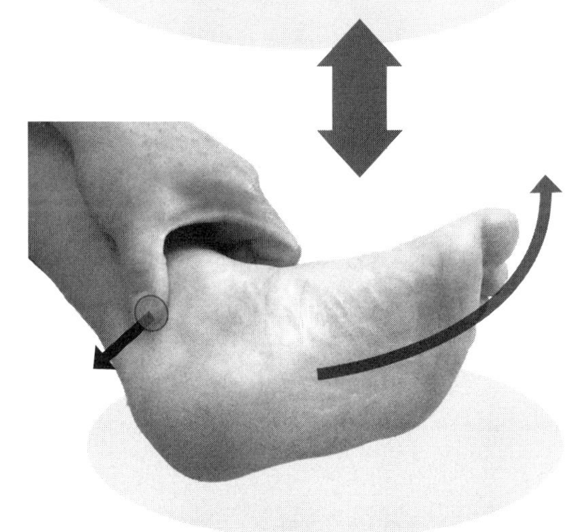

くぼみ部分は後方にずらしたままで行う

チェック

もう一度、1 の痛みを出す動作を行ったとき、痛みが和らぎますか？

このチェックで痛みが消えた場合、

かかと付近の脛骨神経の滑走障害が原因の可能性大！

→ 84 ページへ

動画で確認

原因部位発見セルフチェック法

足の裏全体が痛い場合②

1. 足の裏に負荷をかけ痛みを出す

歩く　体重をかける　足踏みをする　など

2. ひざの裏のぽっこりした部位をひざの内側へ引っ張る

左ひざの場合は右手で、
右ひざの場合は左手で行う

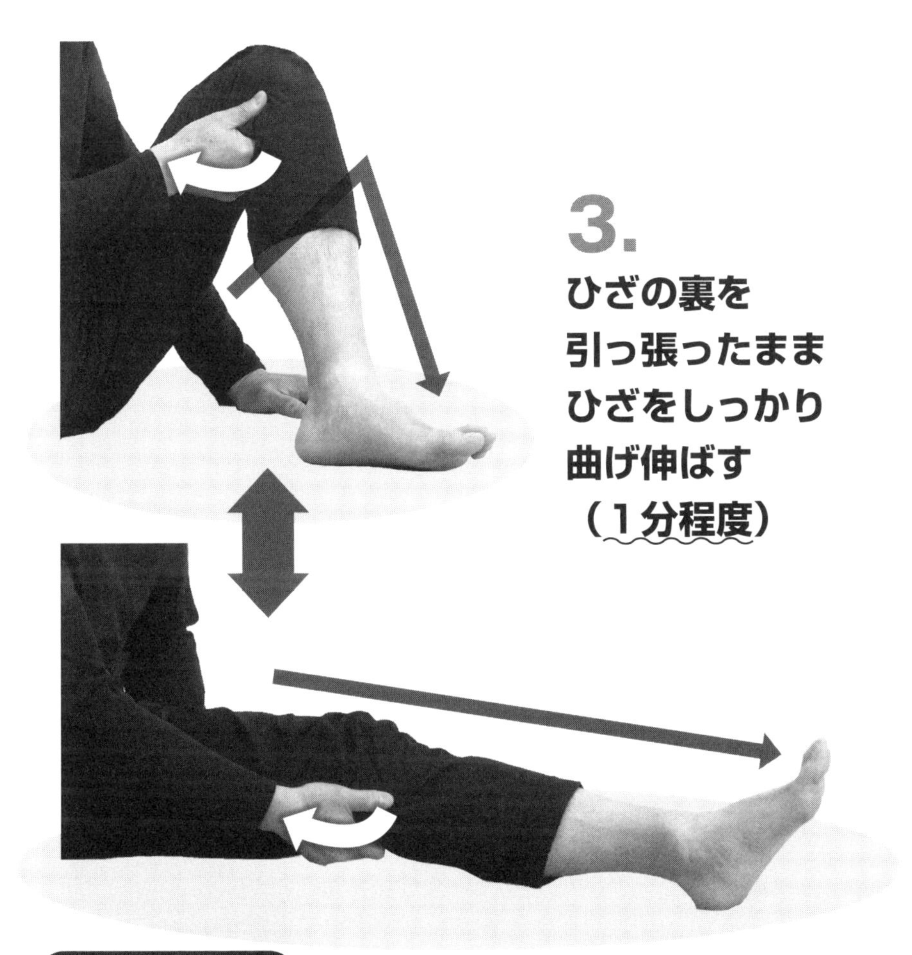

3.

**ひざの裏を
引っ張ったまま
ひざをしっかり
曲げ伸ばす
（1分程度）**

チェック

**もう一度、1 の痛みを出す動作を行ったとき、
痛みが和らぎますか？**

このチェックで痛みが消えた場合、
**ひざ裏付近の脛骨神経の滑走障害が
原因の可能性大！**　→ 84 ページへ

自分の痛みの部位を自分で知ることが大切

いかがでしたか？　セルフチェックでご自身の足の裏の痛みの原因を見つけることができたでしょうか。なんとなく痛みを抱えていた方も、明確に「この部位（組織）が痛い」と発見することができたのではないかと思います。

中には、「こんなに細かく知る必要があるの？」と思った方もいるかもしれません。治療は病院に行って、医師や理学療法士に任せればいいのではないか、と。しかし、私は**患者さんが自分で自分の痛みについて知ることこそが、完治への最短ルートである**と考えています。

「どこが痛いのか」に始まり、「どのような動きをすると痛むのか」「どのように痛いのか」を知ることは重要です。広くはない足の裏ですが、かかとの痛みとつま先の痛みでは原因として疑うべき組織が異なってきます。

このように自分の痛みをきちんと自分で把握できていると、セルフケア以外でも、病院にかかる際にその情報を医療従事者に伝えることで適切な治療への近道となりますよ。

　また、先ほどのセルフチェックの際に、「こうすると痛くなくなる」という動きがありましたね。

　次の章から紹介するセルフケアには、その「痛みがなくなる」動作も含まれます。チェックのときに行った動作そのものがセルフケアになるのです。それ以外も、決して難しいケアはありません。ご自宅で、１人で自分のペースでできるものばかりです。

「こうすると痛い」「こうすると痛くない」という痛みの変化を感じながら少しずつでも取り組むことで、あなたの足の裏の痛みは改善していきますよ。

　なお、**どれも効果がなく、場合によっては痛みが強くなると言う場合、炎症が強い可能性があります**。一度、完全に安静にしてみるのも１つです。また、場合によっては病院に行って検査が必要な場合があるかもしれません。

　とはいえ、整形外科では足の病気は比較的軽視されやすい部位です。そのため、ホームページで「足の裏の痛み」や「足底筋膜炎」などと検索し、そのことを詳しく書いてある病院などに行くことをお勧めします。

症例 2

「かかとに棘(とげ)があっても痛みがなくなった！」

数ヶ月前からかかとに違和感を感じるようになりました。初めは動き始めだけの違和感だったのが、少しずつ痛みに変わり、朝は足がつけないほど痛むようになりました。

心配になり、病院に行ってレントゲンを撮ってみると、かかとに棘ができていることがわかりました。病院の先生からは「この状態ではどうしようもありませんね。薬は出しますが、我慢できない痛みになるようでしたら手術が必要です」と言われました。いつか歩けなくなるのかなと、とても不安で心配になりました。

何か方法はないかとネット記事やYouTubeの動画を探すうち、園部先生の存在を知り予約を取りました。状態を詳しく話し、足を診てもらうと、園部先生は「棘が痛みを出しているわけではないと思いますよ」と言って、かかとの内側を施術してくれました。その後、足をついてみると痛みがかなりひいたのです。

効果をより強く実感したのは翌日の朝です。朝の一歩目は足を着(つ)けないほど痛かったのに、痛みがないんです。それ以降、時々痛みが出る事はありましたが、セルフケアを続けていくうちに痛みがなくなっていきました。今では元の生活に戻りとても感謝しています。(50代男性・Hさん)

第3章
原因組織へのセルフケア

01

かかとの痛み・しびれのセルフケア

かかとに痛み・しびれがある場合、**「内側踵骨枝（ないそくしょうこつし）」**が原因である可能性が高くなります。

内側踵骨枝とは、漢字が表す通り「くるぶしの内側からかかとにかけて枝のように」伸びる神経のことです。足の裏の神経は腰からひざの裏、くるぶしの内側を通って足の裏全体に走りますが、脛骨神経がくるぶしの部分から分岐してかかとに向かうのが、内側踵骨枝です。

ここの神経において滑走障害が見られることで痛みやしびれの発症につながります。

セルフケアとしてはこの神経をゆるめ、滑らせる動きをすることで滑走障害を取り除きます。

セルフケアの目的

①内側踵骨枝の滑走障害を取り除く

内くるぶしに直接アプローチをすることで、かかとへ走る神経が滑りやすくなります。

②足首を動かし内くるぶしの神経の滑走を促す

内くるぶしへのアプローチと同時に、そこを走る神経の伸び縮みを繰り返して滑走を促します。

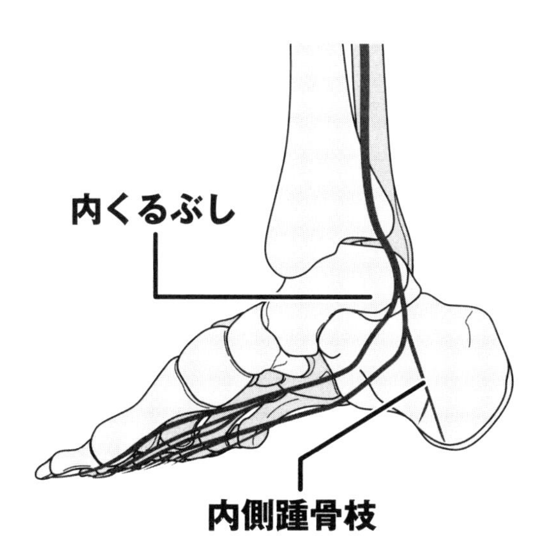

動画で確認

【内側踵骨枝のセルフケア】
かかとシワのばし

1

足首を内側にひねった状態で かかとの内側部分に シワを寄せる

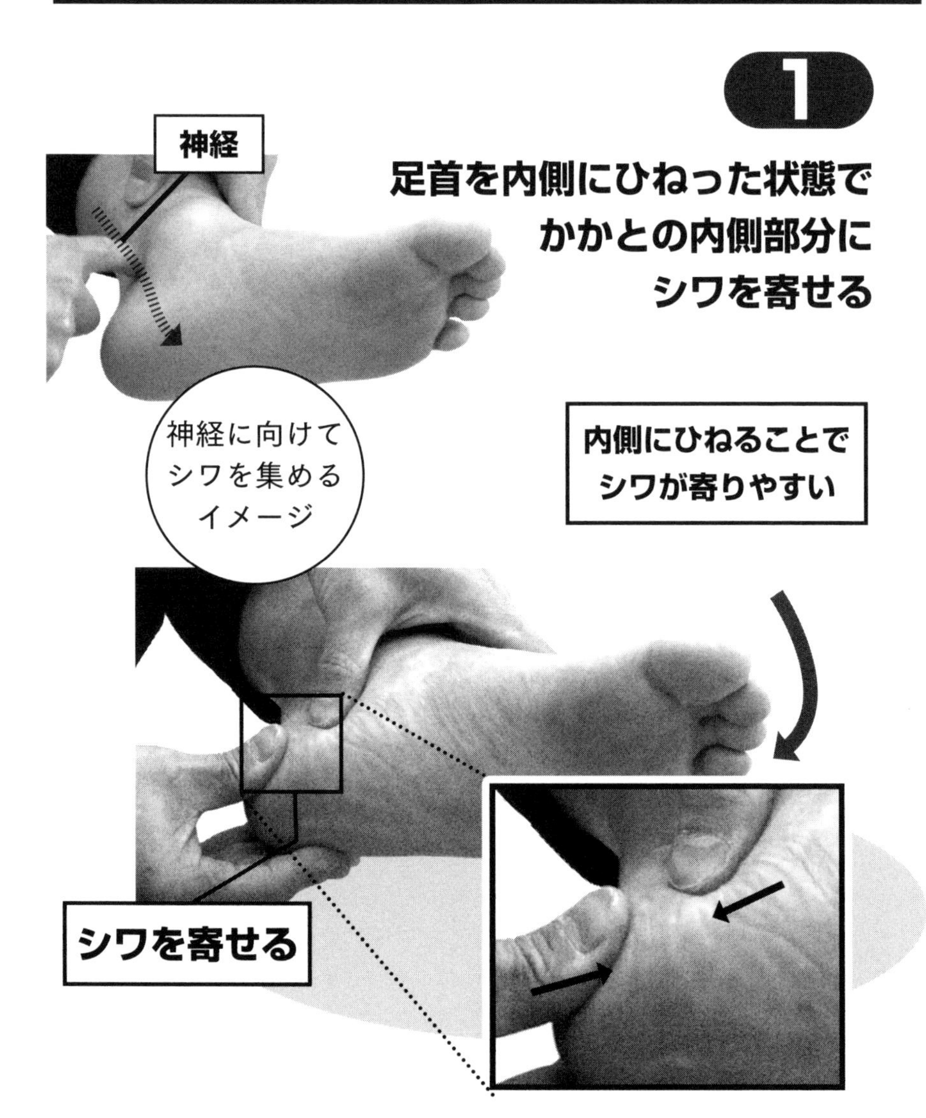

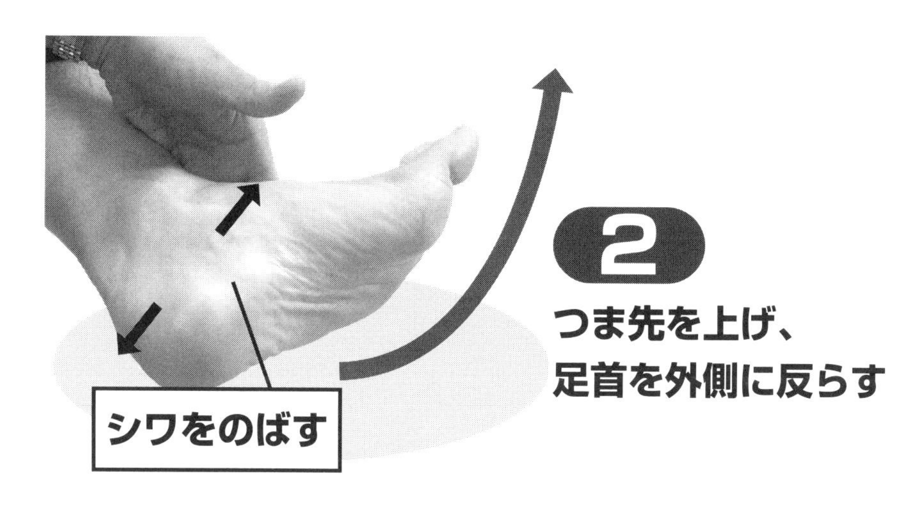

2

つま先を上げ、
足首を外側に反らす

3

しわを寄せる⇔つま先を外側に上げる
この行為を１～３分程度 繰り返す

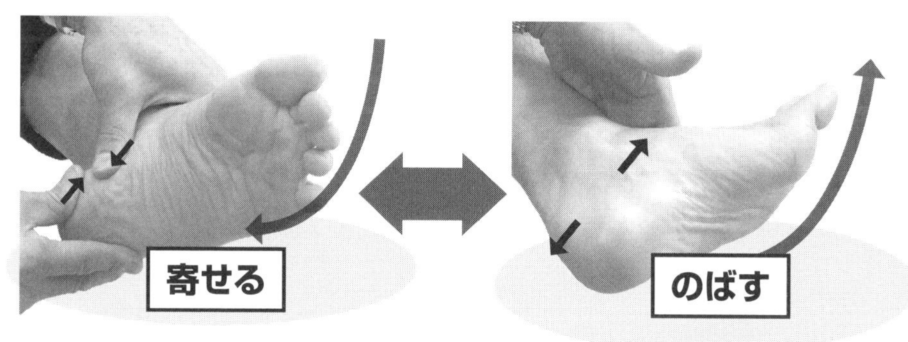

表面の脂肪層が
柔らかくなるので
お風呂でやるのがおすすめ！

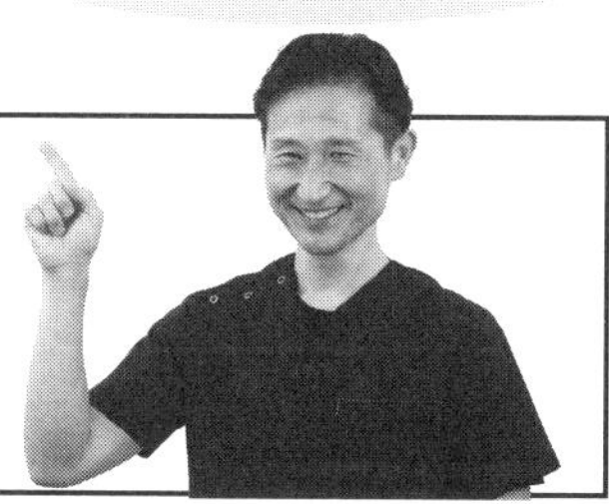

動画で確認

【内側踵骨枝のセルフケア】

かかと皮膚さすり

1

かかとの神経の通り道となる内くるぶしとかかとの間の皮膚に指を置く

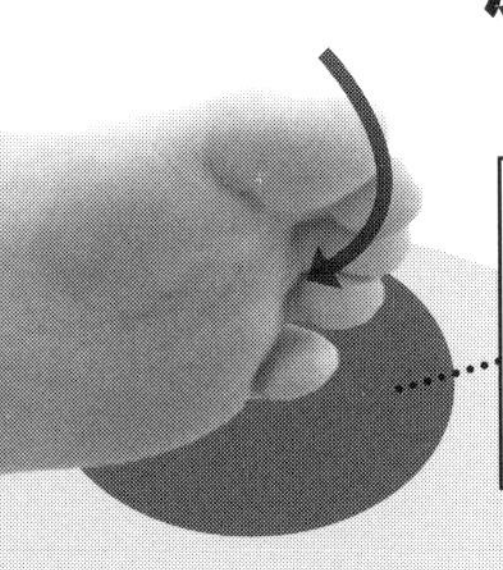

表面を撫でるのではなく皮膚を大きく動かす

2

皮膚を大きく動かすように両手の人差し指と中指で皮膚を動かす

TIPS

マッサージガンを当てるのも効果的！

高速で振動させることで筋肉のコリをほぐしたり、血行を促進させたりする「マッサージガン」という機械があります。皮膚を手で動かす代わりに、マッサージガンを当てるのも効果的です。
機種は何でも構いませんが、回転数はなるべく多いものがいいですね。（3000 回転／分 以上を推奨）
当てる際に重要なのが、**「押しつけない」**ことです。表面の脂肪層だけを柔らかくしたいので、皮膚の表面に触れる程度で、位置を少しずつずらしながら振動させます。

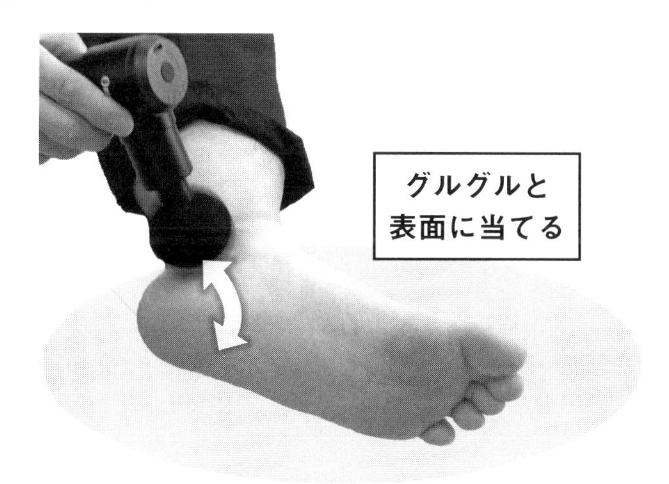

02

土踏まずの痛み・しびれのセルフケア

土踏まず（足底内側）に症状がある場合、痛みの原因として考えられる組織には**「母趾外転筋」**と**「内側足底神経」**、そして**「短趾屈筋」**が挙げられます。それぞれの構造について、簡単におさらいしておきましょう。

母趾外転筋はかかとから親指にかけてついている筋肉で、足底のアーチ構造を支えています。そして、内側足底神経群はその母趾外転筋の深層を走っているため、**両者がくっついてしまうことで痛みやしびれといった症状につながります。**

もう1つ、短趾屈筋も、かかとを起点として足の人差し指・中指・薬指・小指にかけてついている筋肉で、足先の「横」のアーチ構造を維持すると共に、立っている時のバランスを保つ役割もあります。こちらも内側足底神経が深層を走っているため、こすれ合うことで痛みにつながることがあります。

セルフケアにおいては、これらの神経や筋肉の癒着を解消し、滞りなく滑らせることを目的とします。

セルフケアの目的

①母趾外転筋と神経の摩擦を改善する

土踏まずの部分にある母趾外転筋と、その下層に走る内側足底神経の滑走障害を取り除きます。

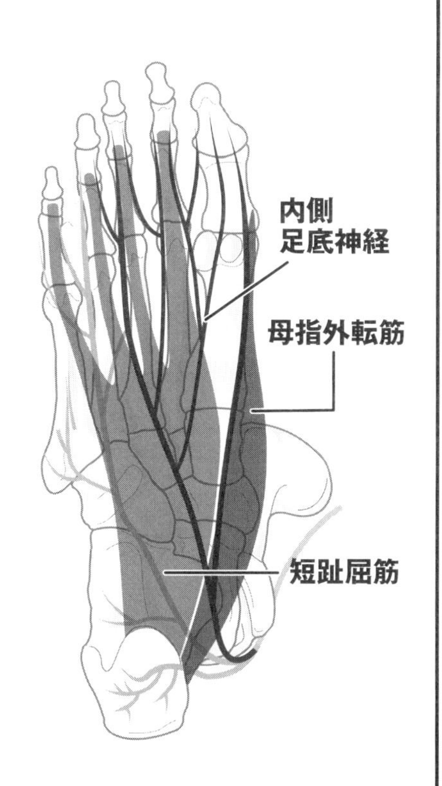

②短趾屈筋と神経の摩擦を改善する

かかとから足の指にかけての短趾屈筋も、下層に内側足底神経が走っています。①と同様に滑走障害を取り除きます。

動画で確認

【母趾外転筋のセルフケア】
土踏まずスライド

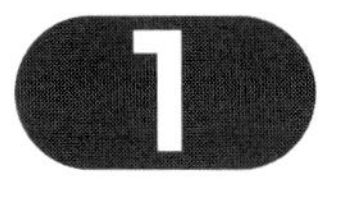

かかとの内側から親指内側までかかる「母趾外転筋」の位置を確認する

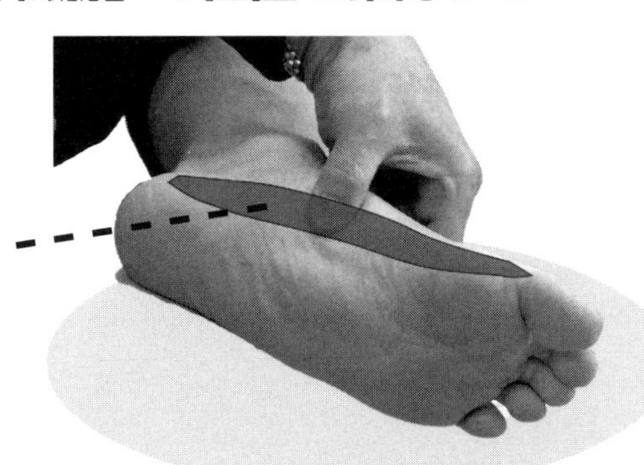

母趾外転筋
細長くプニプニと
柔らかい筋肉です

2 母趾外転筋を足の裏側⇔足の甲側と交互に押す

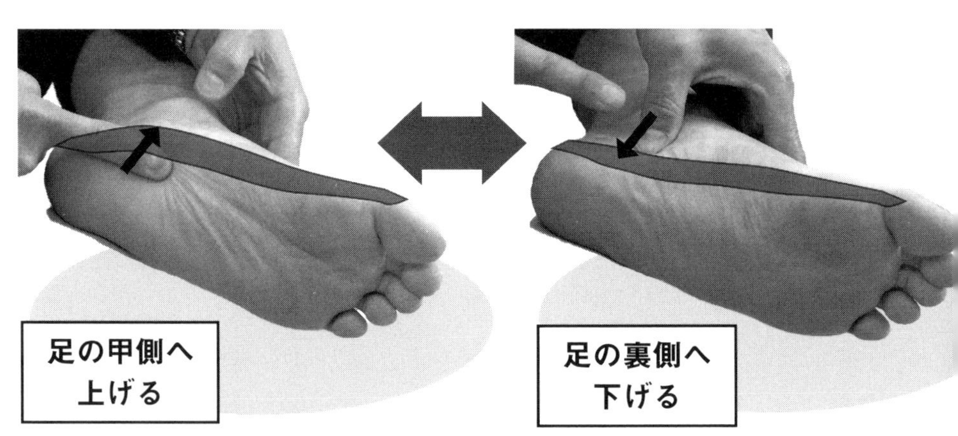

3 押す位置をかかと→つま先側へ スライドさせながら続ける（1～3分程度）

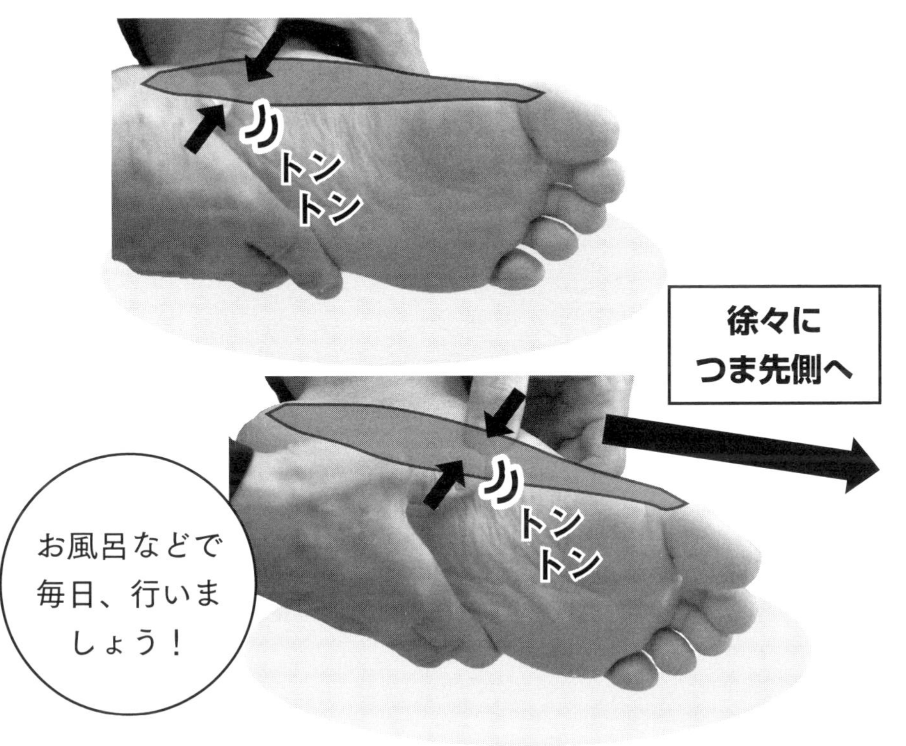

**土踏まずのケアは複数あります。
チェックテストのときに痛みが
和らいだ動作を行ってみてください**

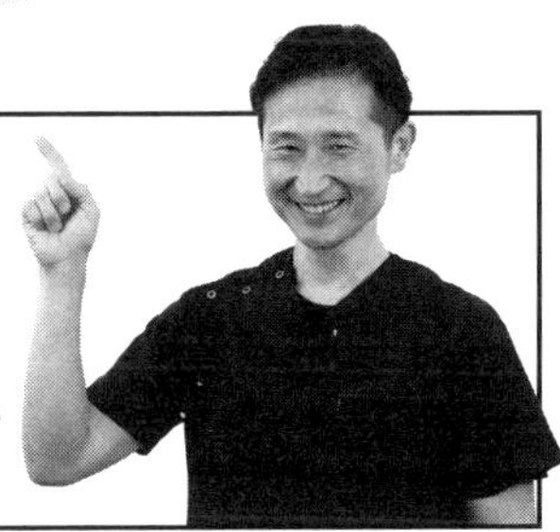

動画で確認

【母趾外転筋＋短趾屈筋のセルフケア】

土踏まずグーパー運動

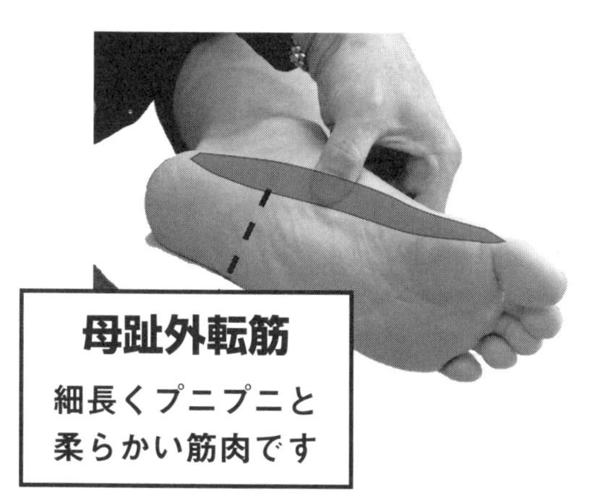

1

「母趾外転筋」の
存在を確認する

2

母趾外転筋を
両手親指を使って
足の甲側にぐっと
持ち上げる

痛む部位は
避ける

3 母趾外転筋を持ち上げながら指先をグーパーする（1〜3分程度）

お風呂などで毎日、行いましょう！

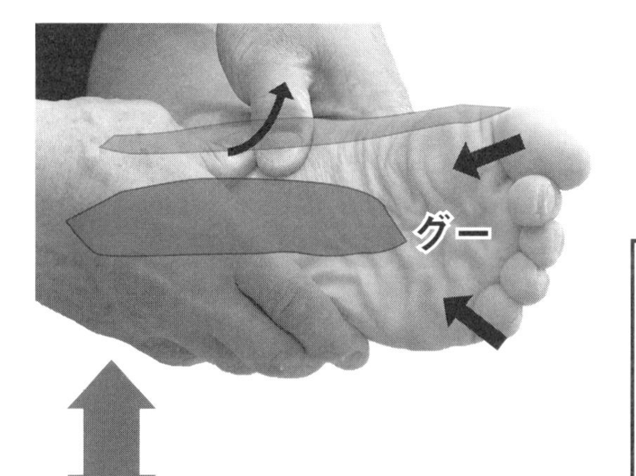

パー

持ち上げる部位は
かかと⇔つま先まで
スライドさせる

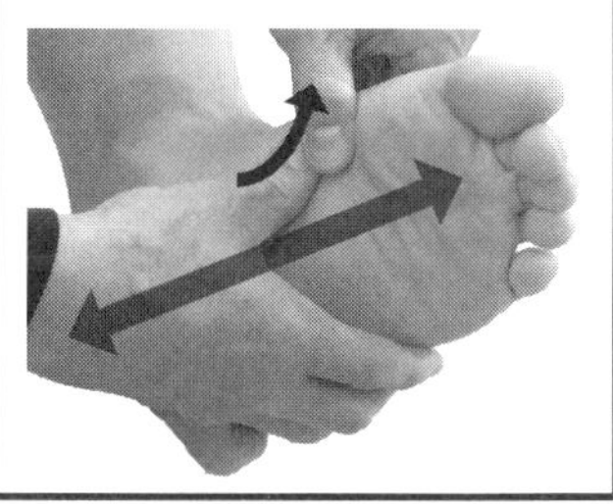

足の裏の中央を走る**「短趾屈筋」**を滑走させます

動画で確認

【母趾外転筋のセルフケア】
足底皮膚さすり

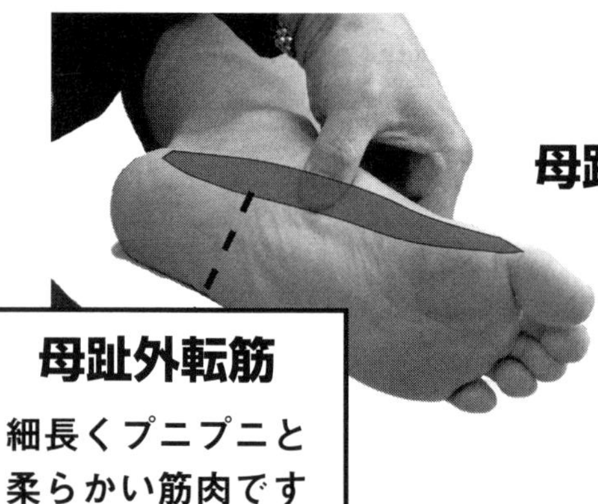

1

母趾外転筋（土踏まず）の部分にある皮膚を大きく指で動かす（1分程度）

表面を撫でる
のではなく
皮膚を大きく
動かすように

TIPS

マッサージガンを当てるのも効果的！

皮膚を手で動かす代わりに、土踏まず全体にマッサージガンを当てるのも効果的です。
機種は何でも構いませんが、回転数はなるべく多いものがいいですね。（3000 回転／分 以上を推奨）
当てる際に重要なのが、**「押しつけない」**ことです。
表面の脂肪層だけを柔らかくしたいので、皮膚の表面に触れる程度で、位置を少しずつずらしながら振動させます。

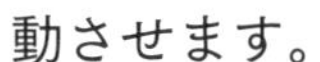

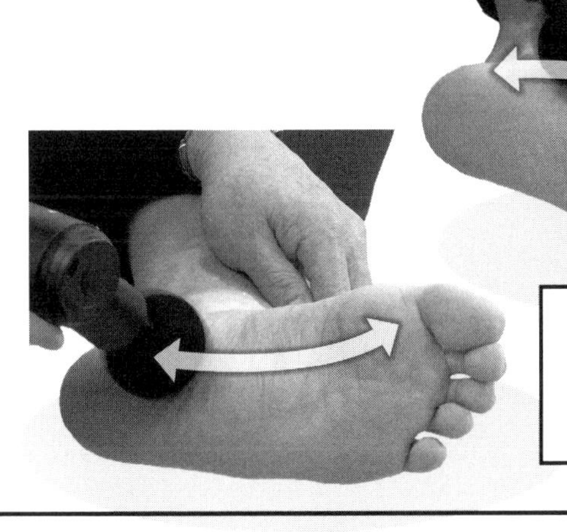

側面の方も
足の裏の方も
まんべんなく

03

つま先側の痛み・しびれのセルフケア

つま先に近い「前足部」に症状がある場合も、**母趾外転筋・短趾屈筋**と神経の滑走障害が可能性として考えられます。

その滑走障害が起きている部位がつま先寄りであれば、前足部に症状として現れます。

セルフケアの内容としては、基本的に土踏まずで行ったものと近くなります。その際もただ漫然と周辺部位をケアするよりも、**セルフチェックテストで見つけた「自分の痛む部位はどこか」という点を意識しながら行うようにしてください。** ケア自体はテレビを観ながら、お風呂に入りながらといった「ながら」で構いませんが、「どこを」「どのように」行うのかの意識は大事です。

セルフケアの目的

①母趾外転筋と神経の滑走障害を取り除く

母趾外転筋が神経を圧迫することで、症状が現れます。筋肉をほぐして神経がなめらかに走るようにします。

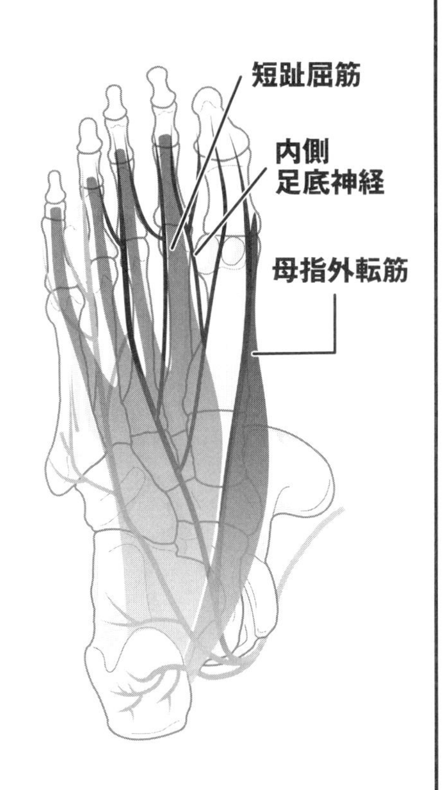

②短趾屈筋と神経の滑走障害を取り除く

短趾屈筋は足の指先に向かって伸びている筋肉です。①と同様に神経との摩擦を取り除き、滑走しやすくします。

動画で確認

【母趾外転筋のセルフケア】

土踏まずスライド

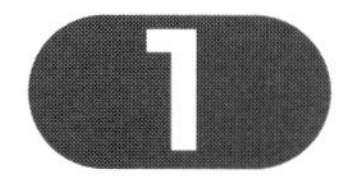

かかとの内側から親指内側までかかる「母趾外転筋」の位置を確認する

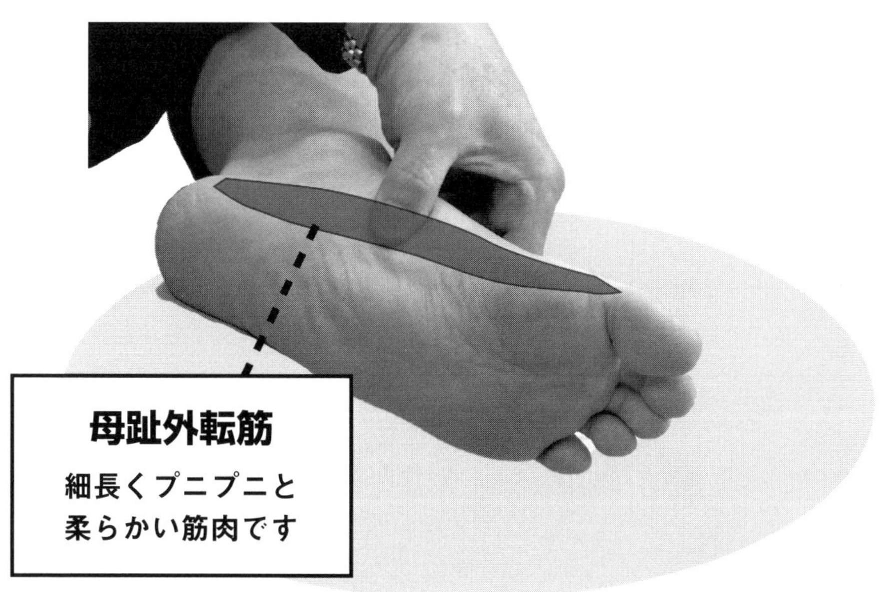

**ケアの種類は複数あります。
チェックテストのときに痛みが
和らいだ動作を行ってみてください**

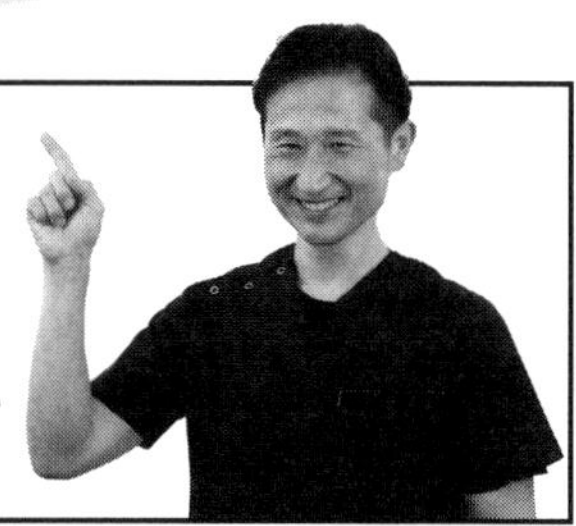

2 母趾外転筋を足の甲側⇔足の裏側と交互に押す

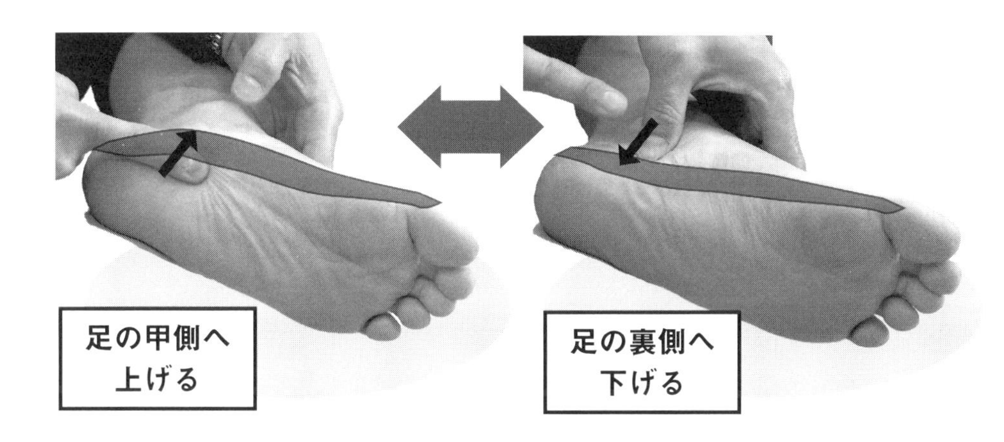

3 押す位置をつま先側へスライドさせながら続ける（1～3分程度）

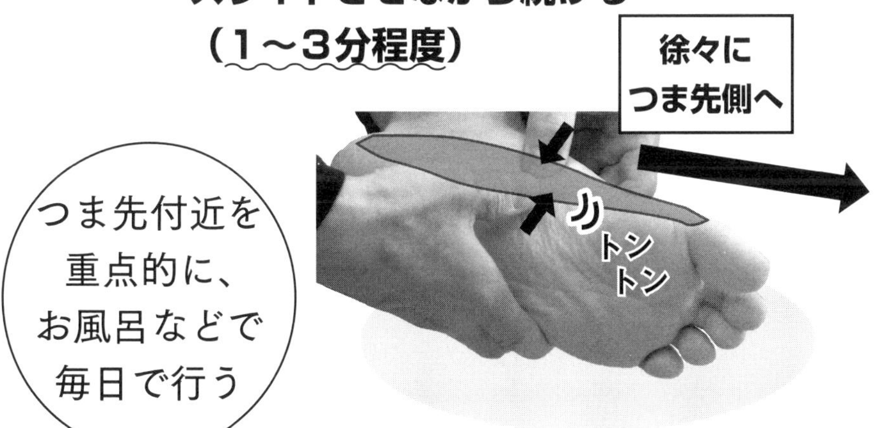

動画で確認

【短趾屈筋のセルフケア】

浮き上げグーパー運動

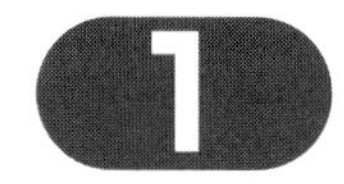

足の裏を親指側・小指側から押して
中央部分の短趾屈筋を浮き上がらせる

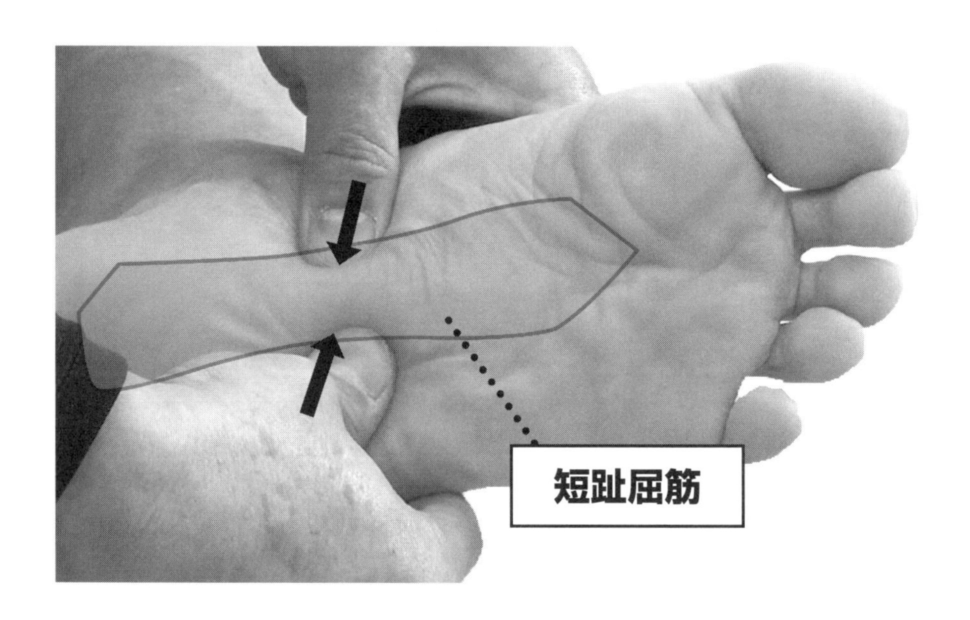

2 中央部分を浮き上がらせたまま指先をグーパーする（1～3分程度）

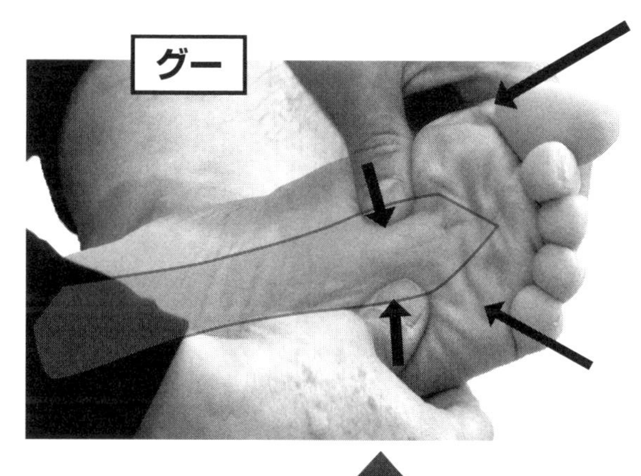

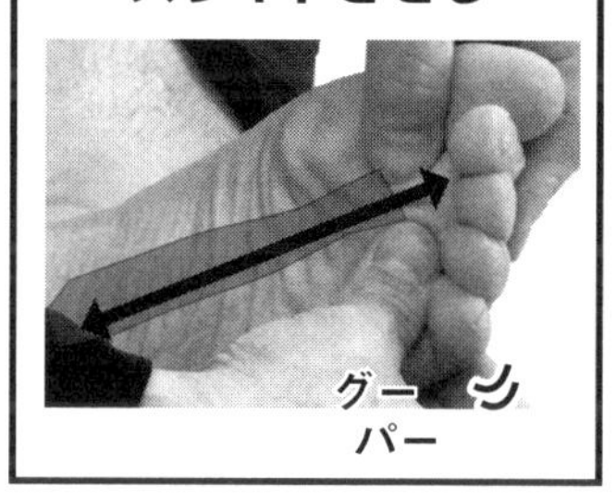

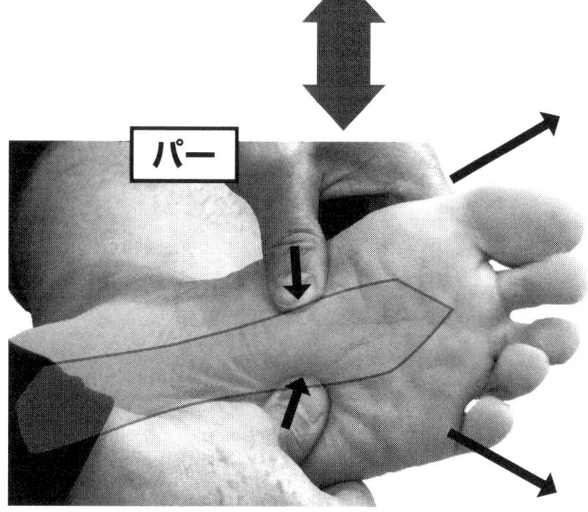

つま先付近を重点的に、お風呂などで毎日で行う

動画で確認

【短趾屈筋のセルフケア】

足底皮膚さすり

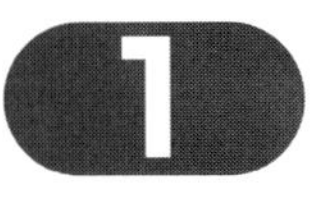

足の裏の中央部分の皮膚を大きく動かすようにさする（１分程度）

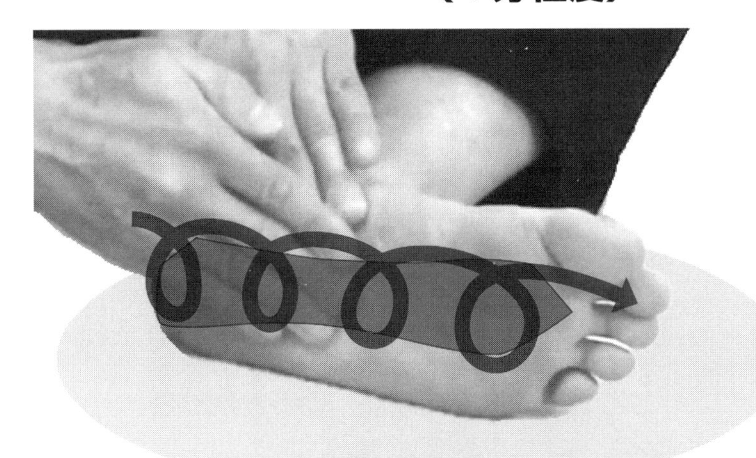

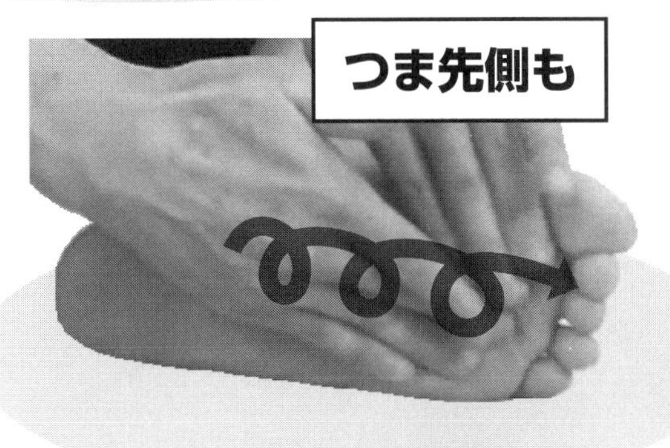

かかと〜
つま先にかけて
大きく動かす

TIPS

マッサージガンを当てるのも効果的！

皮膚を手で動かす代わりに、足の裏の中央〜指の付け根にかけてマッサージガンを当てるのも効果的です。
機種は何でも構いませんが、回転数はなるべく多いものがいいですね。（3000 回転／分 以上を推奨）
当てる際に重要なのが、**「押しつけない」**ことです。表面の脂肪層だけを柔らかくしたいので、皮膚の表面に触れる程度で、位置を少しずつずらしながら振動させます。

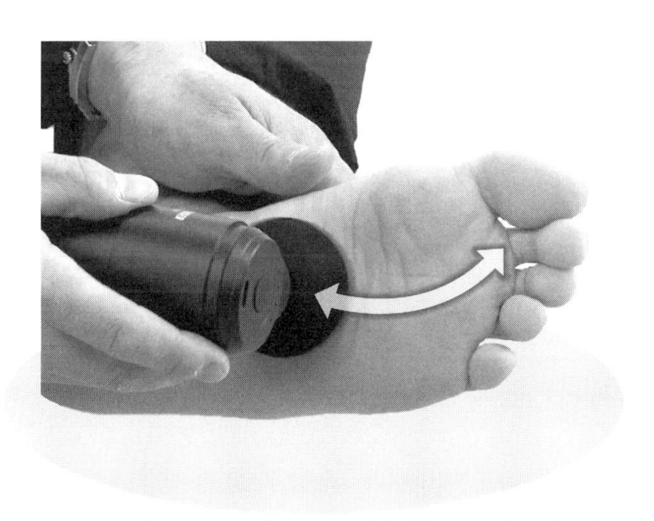

04

足の裏全体の痛み・しびれのセルフケア

足の裏全体がしびれている、痛みがある……こういう方も少なくありません。その場合、足の裏に入ってくる**「脛骨神経」**の根本の部分に何らかの原因がある可能性が高いと言えます。

足の裏に入ってくる神経のほとんどは、**内くるぶし**の後ろ側を通っていますので、まずはこの部位を疑います。そしてさらにその元をたどっていくと、ふくらはぎ、ひざ裏、腰と行き着きます。

神経の出発点は腰ですが、腰に問題がある場合はもう少し広い範囲で症状が出ます。足の裏全体に限って症状が出る場合、私は腰以外の部位から考えていきます。それが、**ひざの裏**です。ひざの裏で神経が他の組織とくっついてしまい、滑走障害を起こしていることが考えられます。

足の裏とひざ裏が結びつきにくいかもしれませんが、末端からアプローチしても効果が見られない場合、上流に向けて原因を探っていくのは有効な手段です。

セルフケアの目的

①内くるぶしを走る脛骨神経を滑らせる

くるぶしの脂肪体をずらした状態で、神経の伸び縮みを繰り返します。

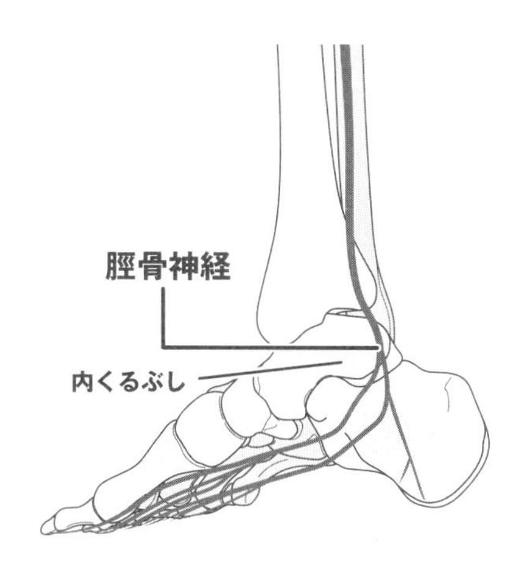

②ひざ裏を走る脛骨神経を滑らせる

ひざ裏の脂肪体をずらした状態でひざの曲げ伸ばしを行い、神経の滑走を促します。

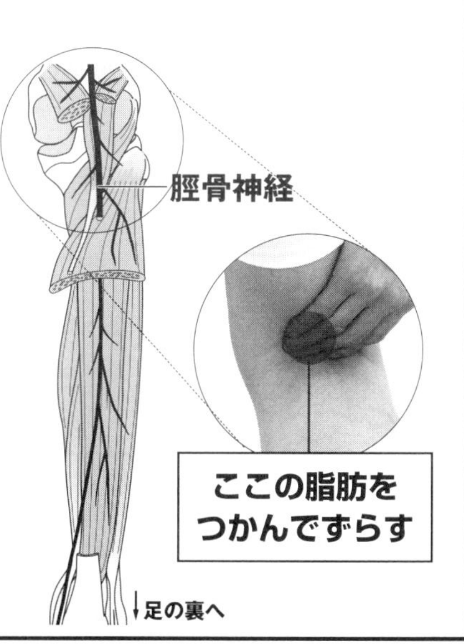

動画で確認

【脛骨神経のセルフケア】

かかと上げ下げ

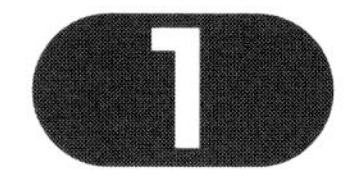

内くるぶしのかかと寄りにある
くぼみ部分を後方へずらす

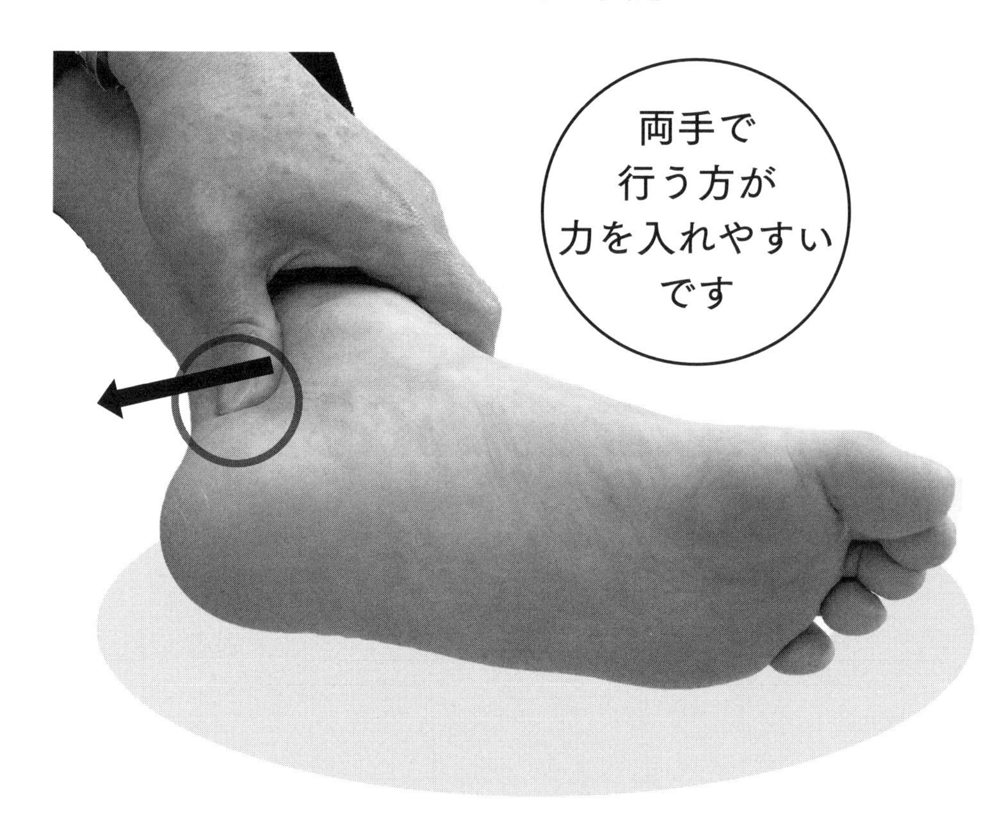

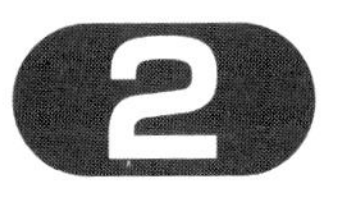

手の親指の位置を支点にしてつま先を下・内側⇔上・外側と角度を変えて動かす（1～3分程度）

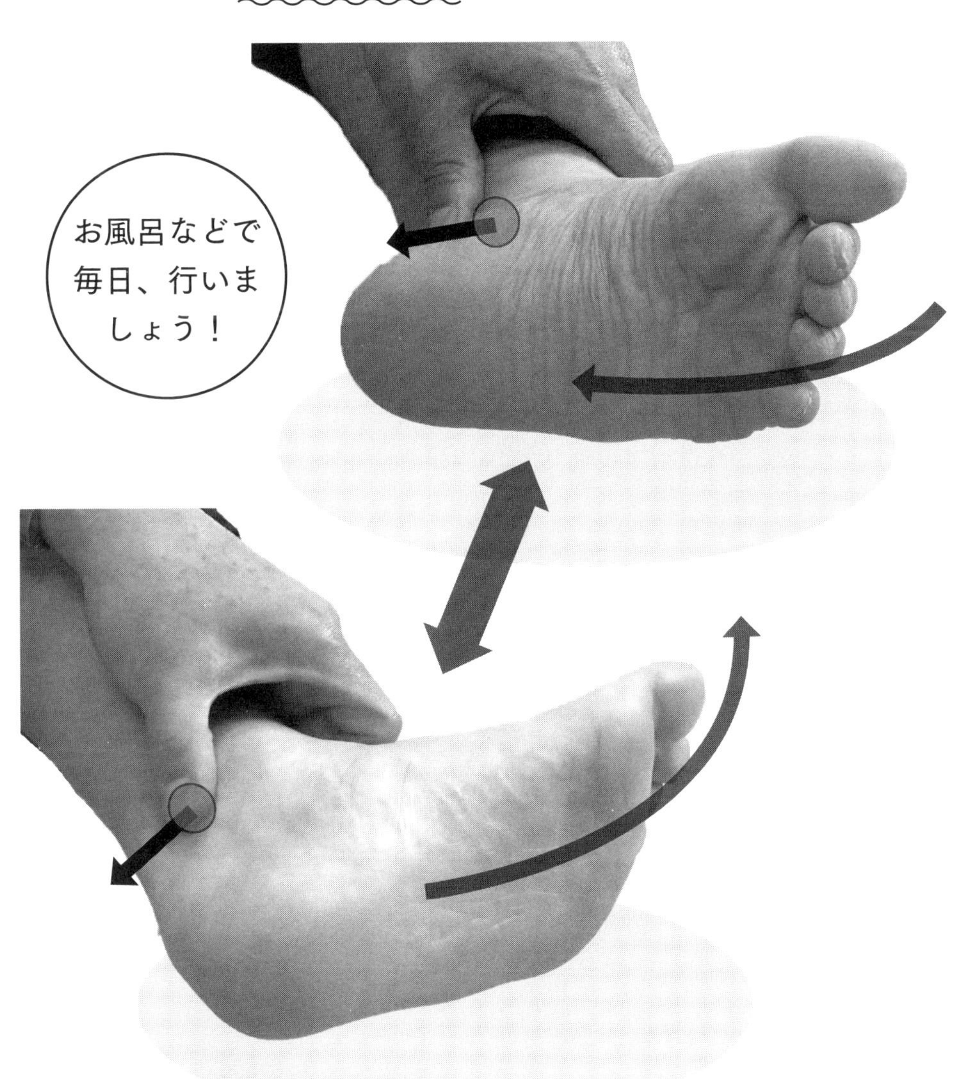

動画で確認

【脛骨神経のセルフケア】

ひざ引っ張り屈伸

1 ひざの裏のぽっこりした部位をひざの内側へ引っ張る

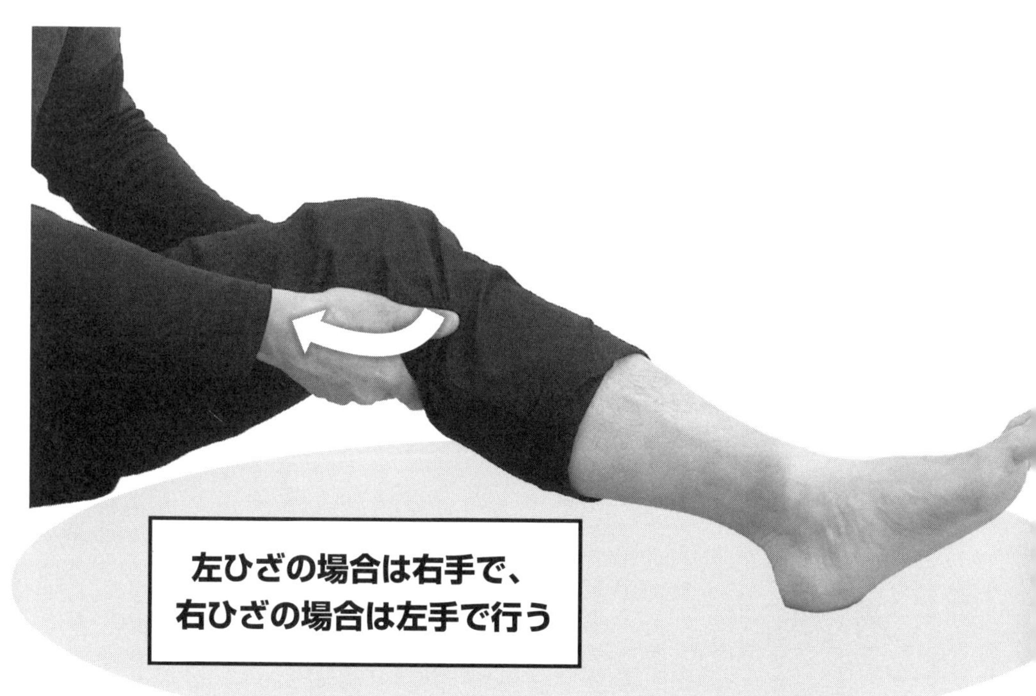

左ひざの場合は右手で、
右ひざの場合は左手で行う

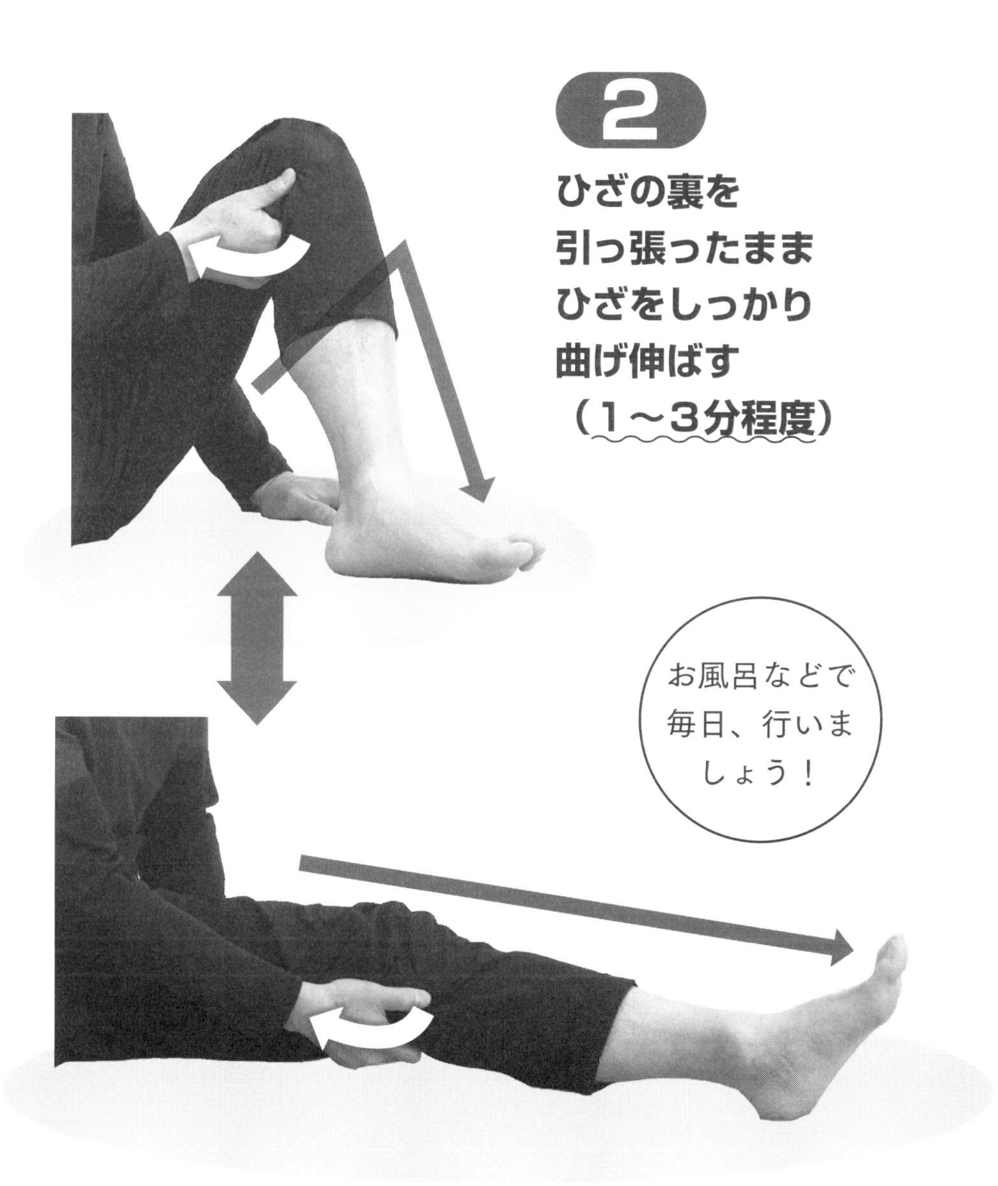
2
ひざの裏を
引っ張ったまま
ひざをしっかり
曲げ伸ばす
（1～3分程度）
お風呂などで
毎日、行いま
しょう！

動画で確認

【脛骨神経のセルフケア】

皮膚さすり

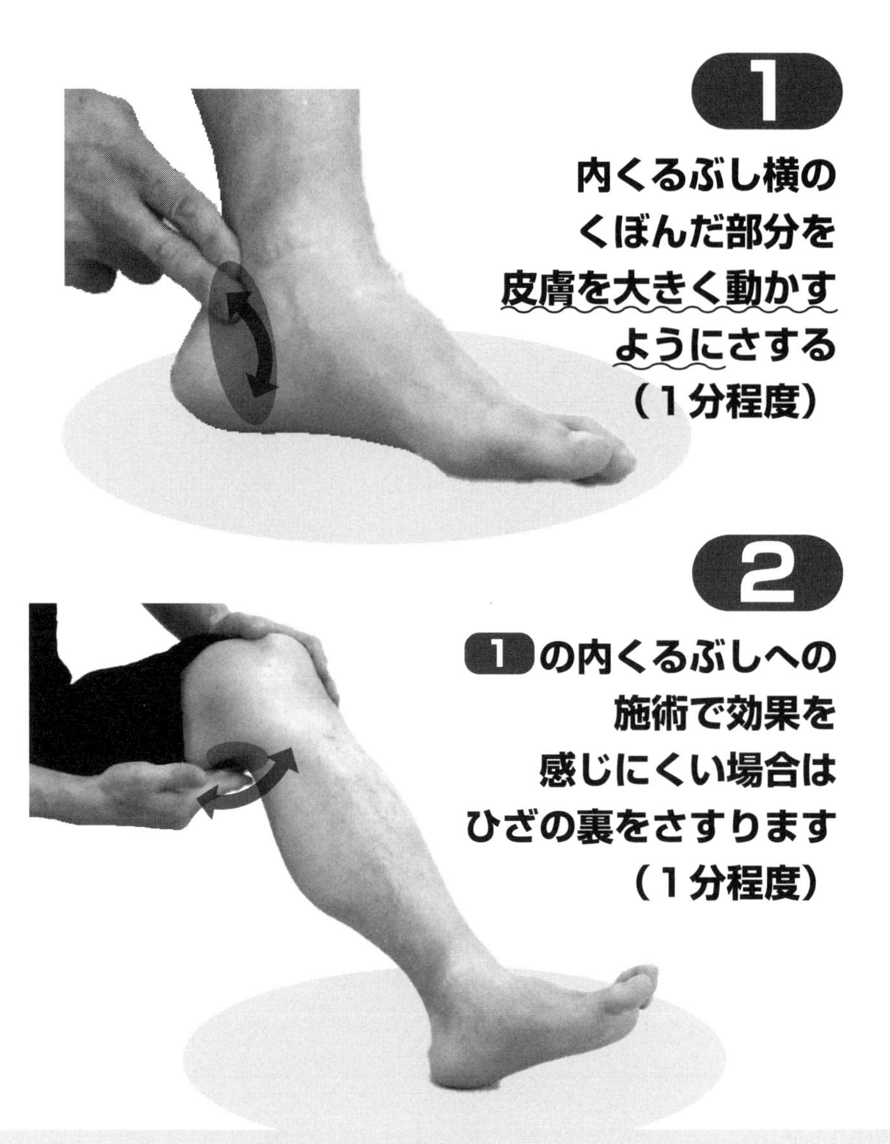

1

内くるぶし横の
くぼんだ部分を
皮膚を大きく動かす
ようにさする
（1分程度）

2

1 の内くるぶしへの
施術で効果を
感じにくい場合は
ひざの裏をさすります
（1分程度）

TIPS

マッサージガンを当てるのも効果的！

皮膚を手で動かす代わりに、内くるぶし、ひざの裏にマッサージガンを当てるのも効果的です。
機種は何でも構いませんが、回転数はなるべく多いものがいいですね。（3000回転／分 以上を推奨）
当てる際に重要なのが、**「押しつけない」**ことです。表面の脂肪層だけを柔らかくしたいので、皮膚の表面に触れる程度で、位置を少しずつずらしながら振動させます。

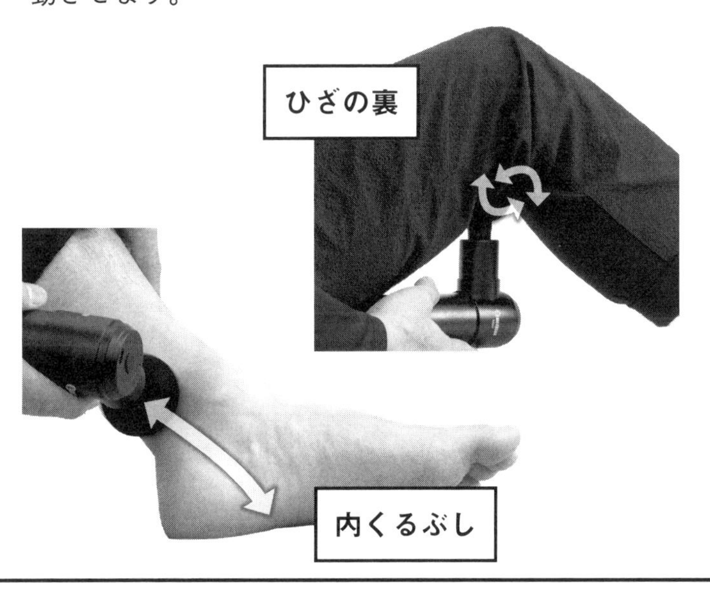

症例 3

「またフルマラソンを走れた！」

30歳を過ぎてから体重が気になってきたのでマラソンを始め、35歳のときに初めてフルマラソンを完走できました。とても嬉しくて、さらに記録を伸ばすべく練習を重ねていると、ある日足の裏が痛くなりました。

病院で診察してもらったところ、足底筋膜炎と診断を受けました。その後、薬を処方され、温めたり電気をかけたりマッサージをしてもらったりしましたが、走っているときの痛みは一向に変わりませんでした。

そんなとき、その病院の理学療法士の先生が「足の施術で有名な先生がいる」と、園部先生を紹介してくれました。園部先生に足を施術してもらうと、走るときの痛みが明らかに減っていることがわかりました。さらに、走っているときの足が内側に傾斜しているので足底に負担がかかっていると指摘され、オーダーメイドのインソールを作ってくれました。こうして、走るときの痛みが完全になくなりました。その後は元のように練習できるようになり、その数ヶ月後にフルマラソンをまた完走することができました。走れることの喜びを強く実感することができました。

（30代女性・Yさん）

第4章
痛まない足をつくるためのデイリーケア

01

痛まない足の動きをつくる

現代人は足をうまく使えていない

ヒトが二足歩行で行動するようになってから、足はすべての動作の土台となりました。文明が進歩するにつれて、足を保護する履物もさまざまな進化を遂げています。

しかし、**人間は靴を履くようになって、足の指がうまく使えなくなってしまいました。**「歩く」という動作は、後方の足の先で地面を蹴り出す動きが重要なのですが、靴を履いていると**「足の指の腹で地面を押す」という感覚が非常に鈍くなっています。**

そして、年齢が上がれば上がるほど、指の機能は落ちていきます。例外はないと言っていいでしょう。

足の指は本来、指の腹がすべて地面にしっかりと接地することで、最大パワーが出力されます。ところが、足の指の力が弱くなってしまった現代人は、足の指の「先端」しか地面についていません。これではまったくパワーが出ておらず、足の機能としてまったく異なる使い方をしています。

正しく足を使うことが、足の健康への第一歩となります。足の指の腹を使う感覚を、本章で意識的に身につけていきましょう。

アーチ構造の維持も重要

次に、足の健康のためには足の「アーチ構造」を維持することも非常に重要です。この**アーチ構造によって歩行時の衝撃を吸収したり、つま先で蹴って歩いたり、歩くためのバランスをとっています。**

アーチ構造の維持に一役買うのが、足の裏の**「内在筋」**と呼ばれる筋肉群です。ここまでに何度も紹介してきた母趾外転筋や短趾屈筋もこの内在筋を構成する1つとなります。内在筋のなかでも特に、**「虫様筋（ちゅうようきん）」**という足の甲の下部中央

鍛えたい足の筋肉

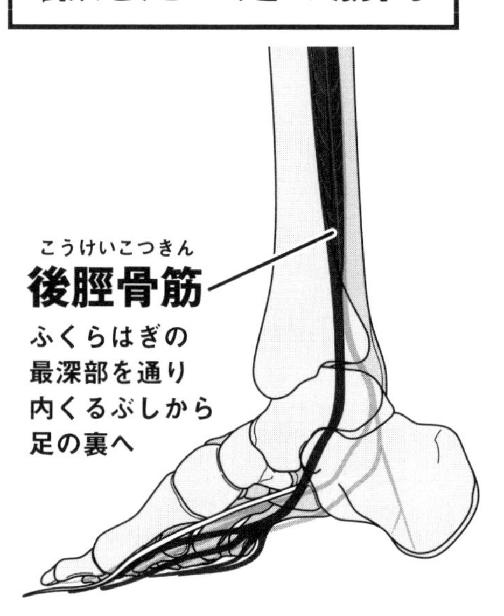

にはしる筋肉を鍛えることが、アーチ構造の維持には欠かせません。

また、**後脛骨筋**（こうけいこつきん）というふくらはぎから内くるぶしを通って足の裏につく筋肉もあります。足首を動かしたり背伸びをするときに使われる筋肉で、後脛骨筋がきちんと機能していると、足のアーチ構造を保ったり、足の回内（かかとが内側に傾いた状態）を防ぐことができます。

もう1つ、足のアーチ構造には縦のもののほかに、**横のアーチ**があります。例としてわかりやすいものが外反母趾ではないでしょうか。

外反母趾＝足底筋膜炎ではないと

お伝えしましたが、外反母趾が足の構造の異常であることは間違いありません。それが必ず痛みに直結するわけではありませんが、**外反母趾があるとこの項目で述べてきた「指の機能」がうまく使えなくなるという恐れはあります**。指の機能が働かないことで、足底筋膜に負担がかかる可能性は大いに考えられます。

外反母趾とは、足の親指が「く」の字になって小指側を向いてしまうことを言いますよね。しかし、医学的には親指が小指側に曲がることだけではなく、これと付随して、**指の付け根から足の甲にあたる部分の骨が左右に広がってしまうことも問題**なのです。親指の付け根がまず広がり、指先が小指側を向くことで、出っ張り部分が強調されるわけです。

ですから、外反母趾のケアにおいては「指の付け根から足の甲の部分は開かない」「親指の向きは相対的に開く」という意識が必要になります。

本章で紹介するストレッチは、非常に簡単なものばかりです。しかし、**それを今やるか、やらないかであなたの10年後の足は大きく変わります**。たかが5秒の積み重ね、されど5秒の積み重ねです。健康な足のために、ぜひ毎日やってみてください。

動画で確認

【デイリーケア①】

足の指の運動

足の指の機能を鍛える運動です

足の指の腹をしっかり意識する

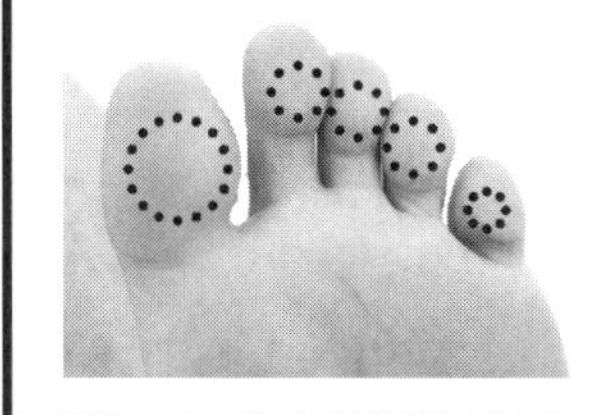

1

足の指の第一関節を曲げるように、指の腹を地面に押し付ける

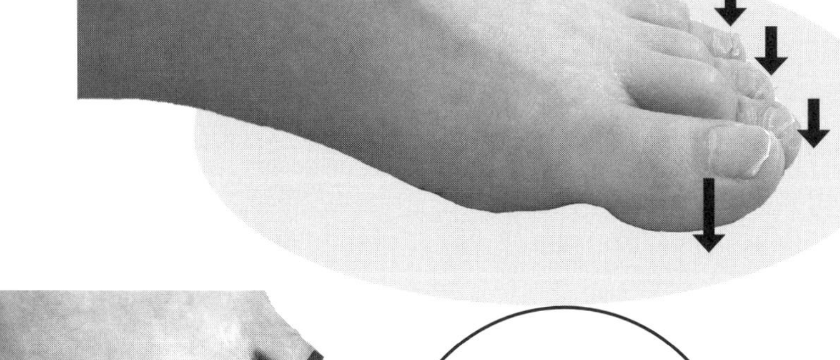

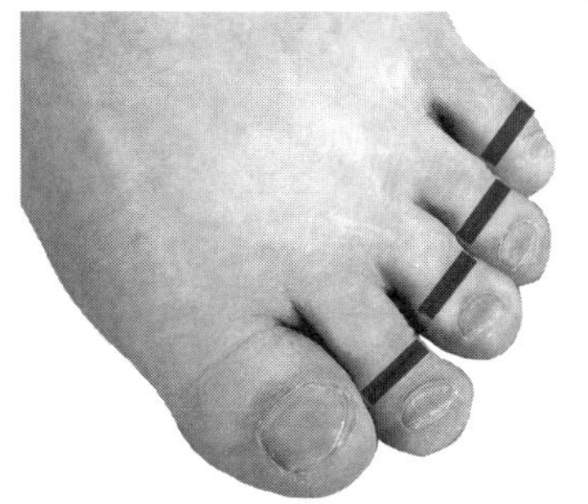

ラインの部分にシワができていればＯＫ

手で表現した場合

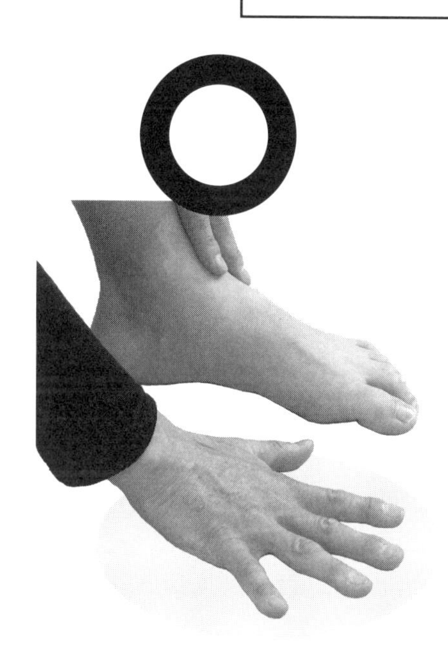

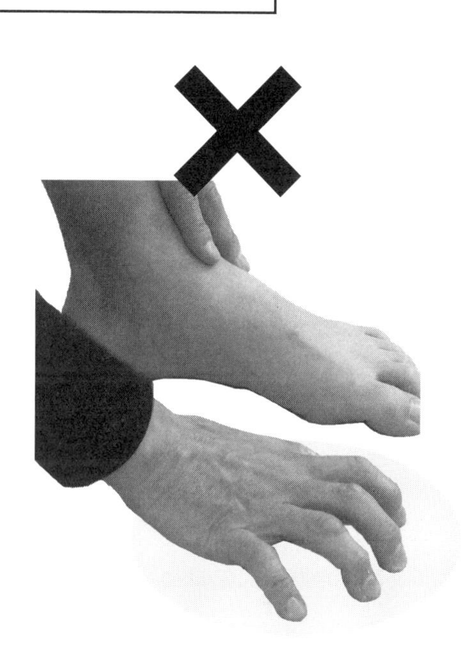

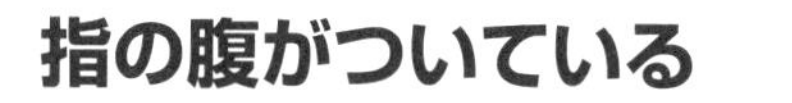

指の腹がついている

指の先端のみがついている

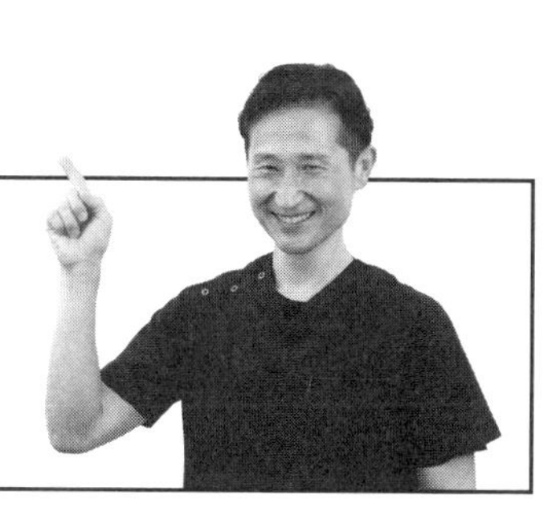

トイレに入るときに
毎回行うと習慣になります

動画で確認

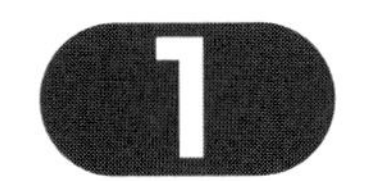

【デイリーケア②】

足のアーチ上げ運動

足の内在筋（虫様筋）を鍛える運動です

1

足の指の第１関節を曲げるように
指の腹を地面に押し付ける

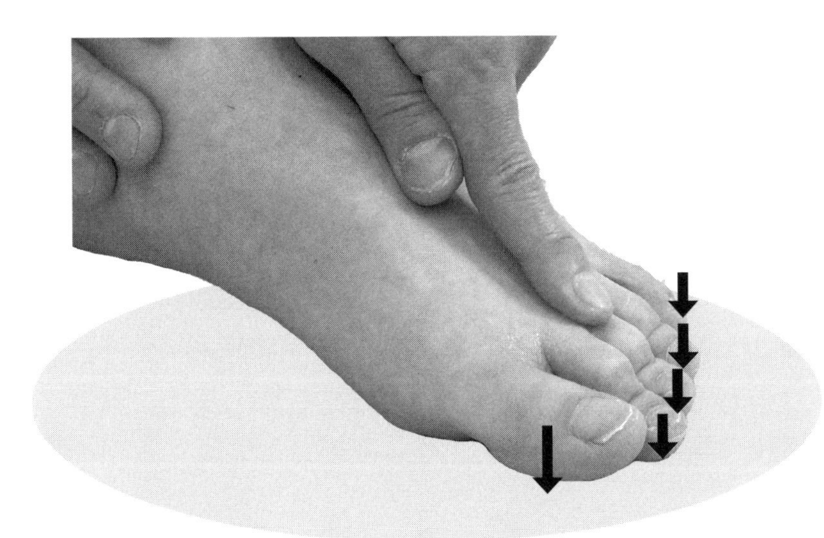

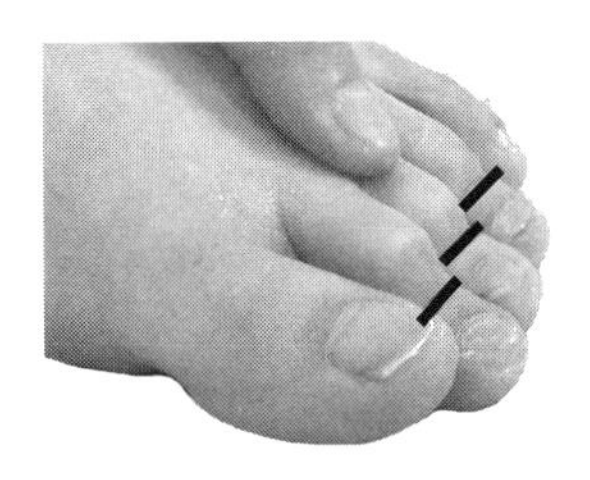

ラインの部分に
しわができていればＯＫ

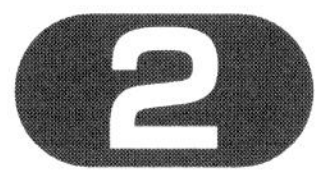

指の腹を押し付けたまま足の第３関節にあたる部分（コブシ）を押し上げる

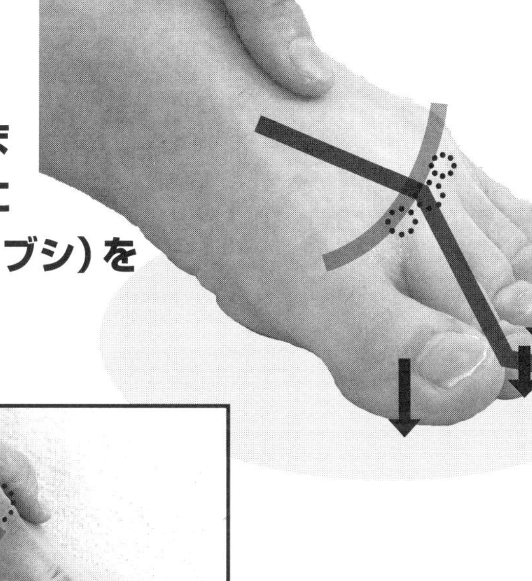

親指と小指は上げず、人差し指～薬指の第３関節を上げる

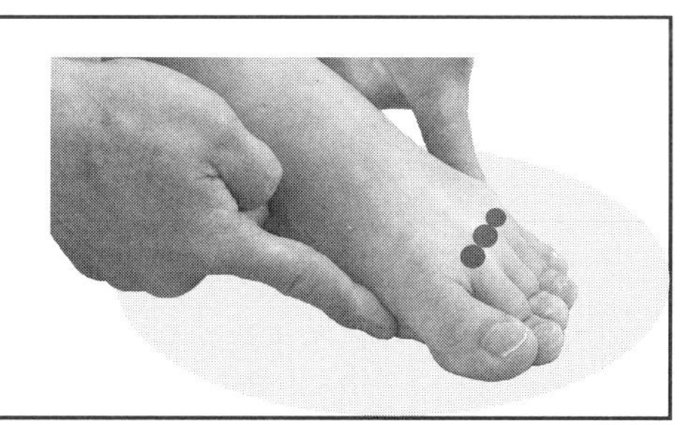

動画で確認

【デイリーケア③】

足指開きストレッチ

外反母趾を改善する運動です

1

足の指の付け根より
ややかかと寄りを
両手の小指の付け根で
両側から押さえる

2

両手小指の付け根
を支点として
足の親指と小指を
つかむ

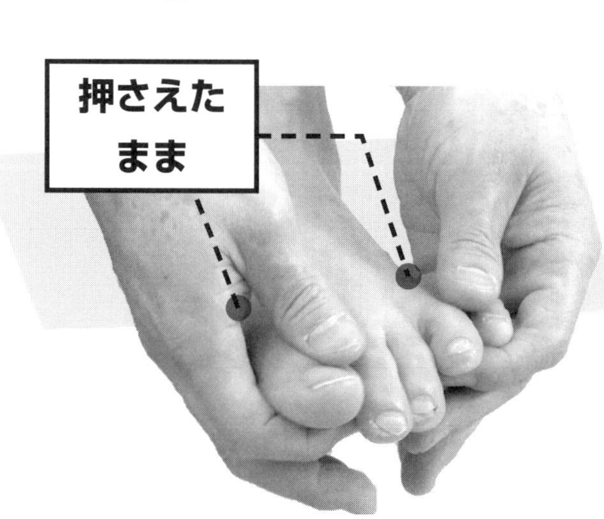

3 足の親指と小指を外側に5秒間ひらく これを毎日3回繰り返す

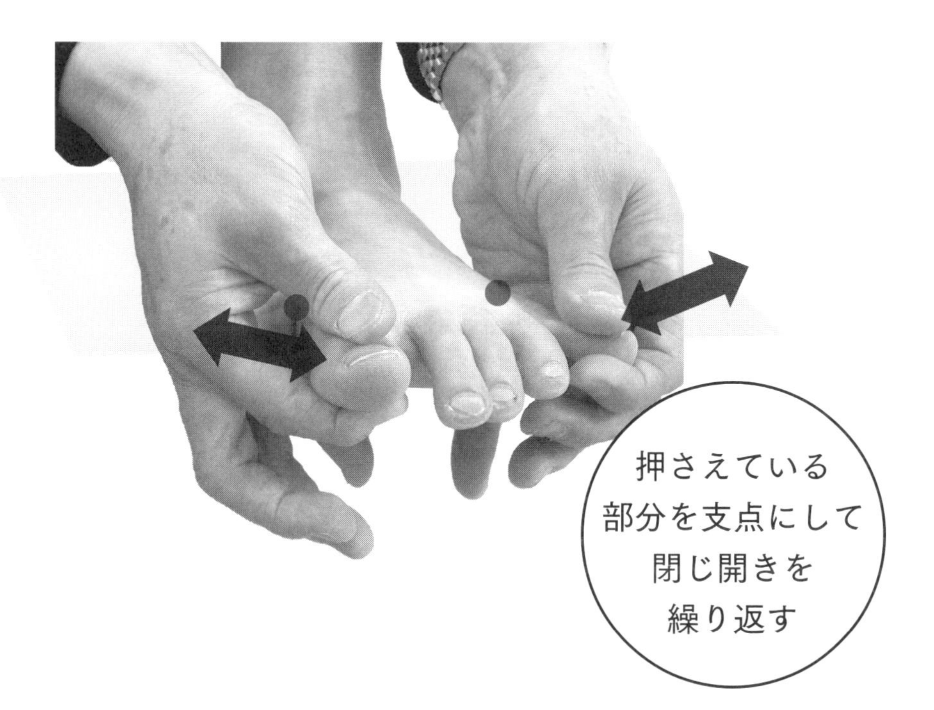

押さえている
部分を支点にして
閉じ開きを
繰り返す

外反母趾は、親指が外側に曲がることだけではなく
足の指の付け根にあたる骨が広がってしまう
ことも問題となります。
このストレッチにおいて、ただ親指を開く
だけでなく、指の付け根の部分を手でしっ
かり押さえて行うことが重要です。

動画で確認

【デイリーケア④】

足のグーパー運動

足の指の機能を鍛える運動です

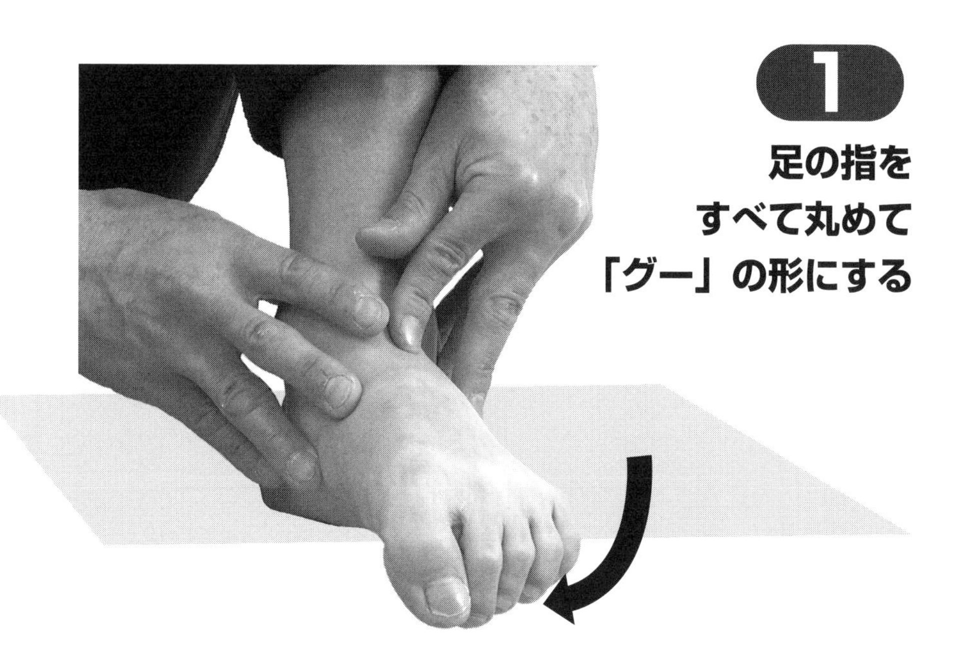

1

**足の指を
すべて丸めて
「グー」の形にする**

足は浮かせても
地面につけたままでも
どちらでもＯＫ

2 足の親指と小指を大きく外に開くようにして「パー」の形にする

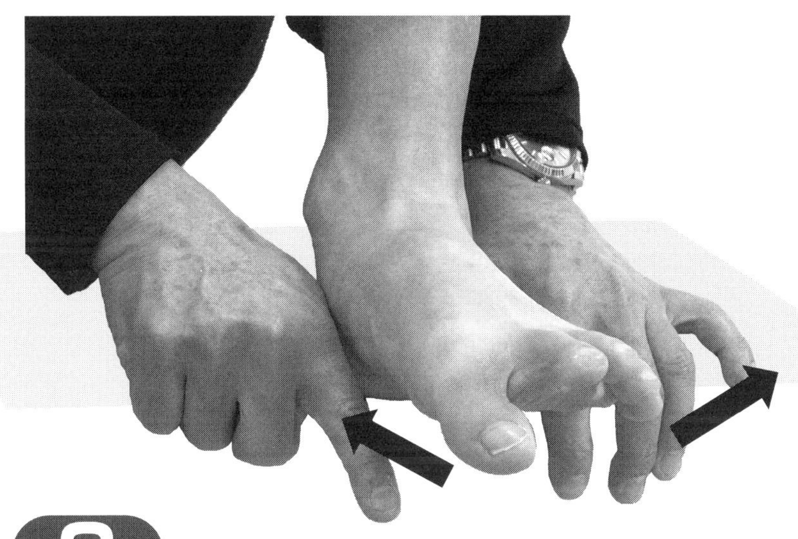

3 「グー」と「パー」を5回繰り返す

「親指を開く」ことが一番の狙いです。
意識してみましょう。

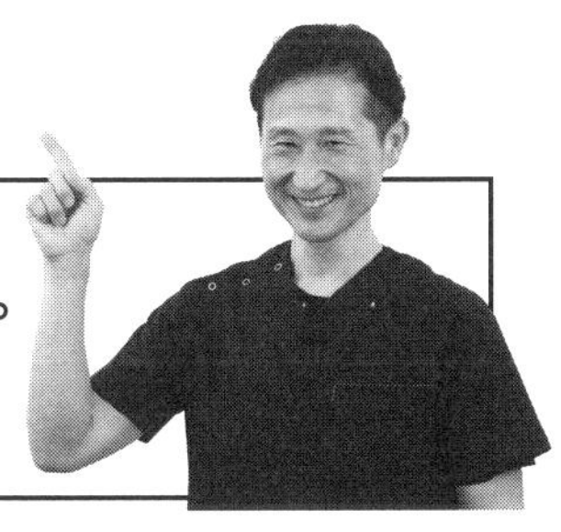

動画で確認

【デイリーケア⑤】

つま先掃除

後脛骨筋を鍛え、回内足を防ぐ運動です

1

足をまっすぐ構え、
親指の内側に
ゴミがあると考える

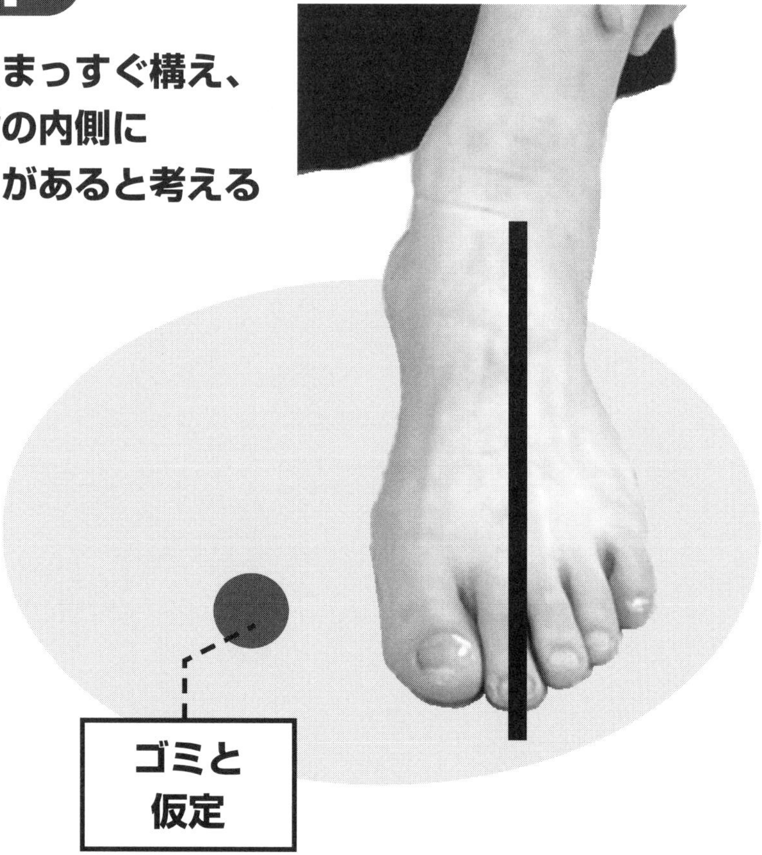

ゴミと
仮定

2 そのゴミを掃く意識で、足首からつま先を内側へサッサッと動かす 10回ほど行う

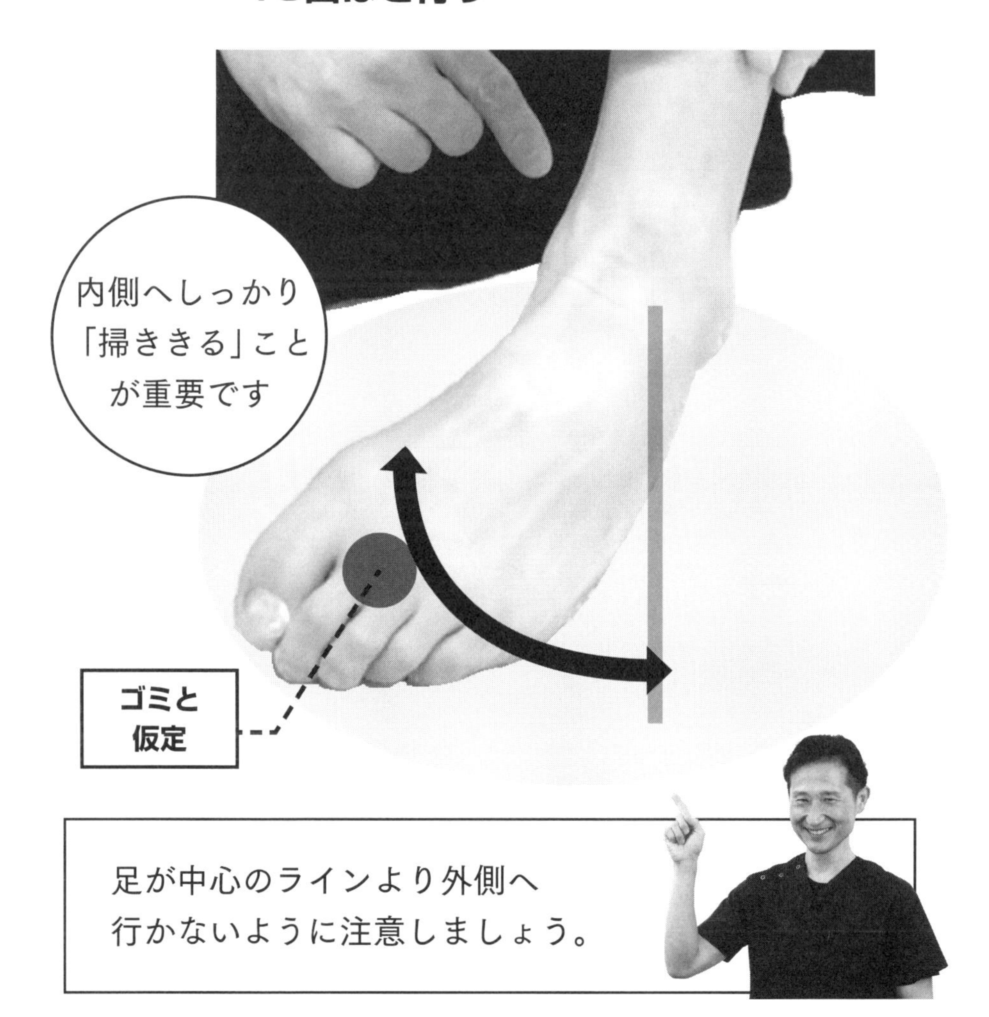

動画で確認

【デイリーケア⑥】

アキレス腱ストレッチ

足の裏のどの部位が痛む場合でも
効果的なストレッチです

1
右足を後ろに引き、
かかとをつけて
ひざを伸ばす
ひざを
伸ばす
かかとを
つける

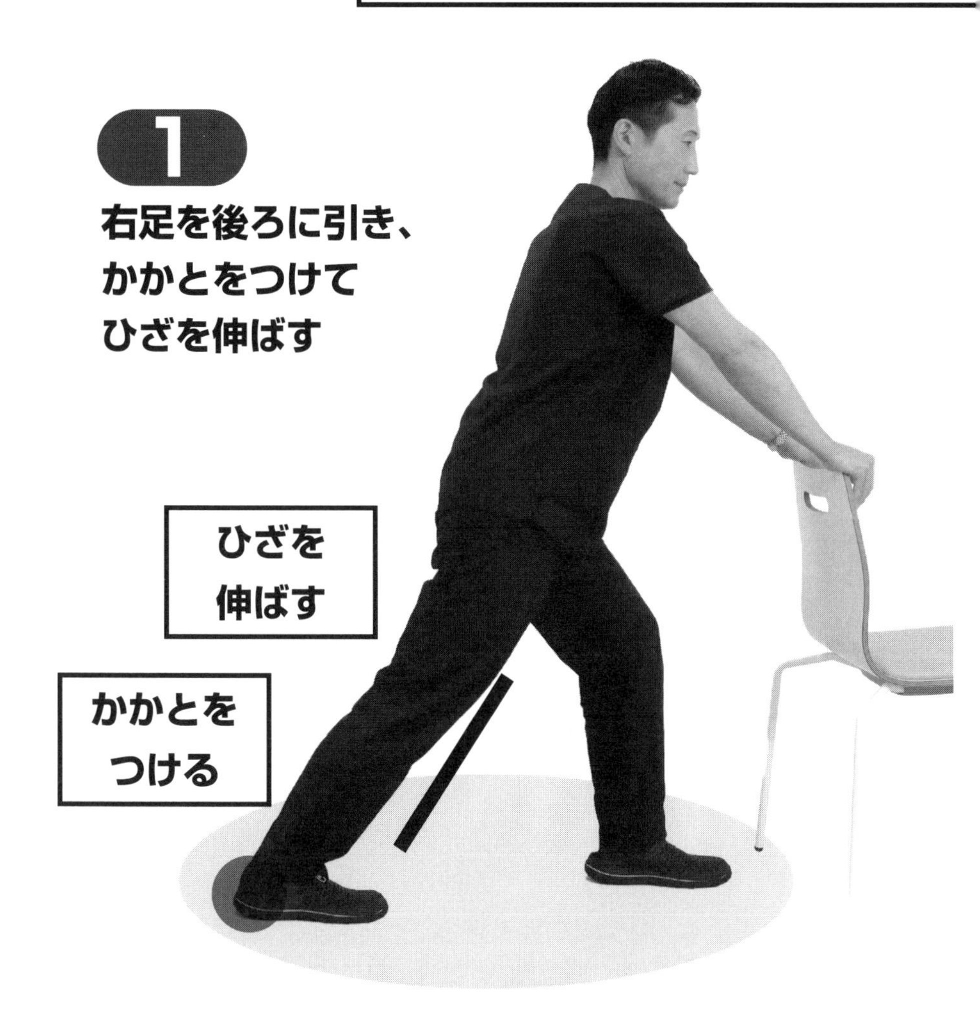

2 右足をのばしたまま、上半身を左側に90度程度ひねる これを3秒、3回繰り返す

ひざが
曲がらない
ように
90度
左足も同様に行う

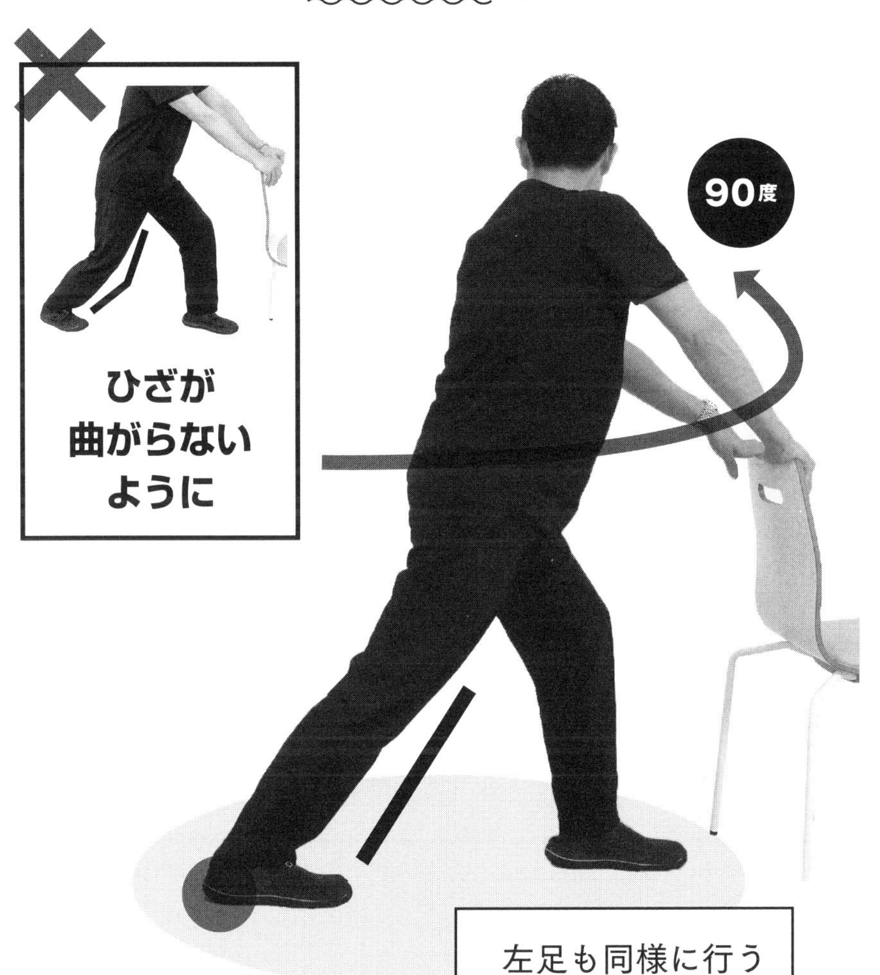

動画で確認

【デイリーケア⑦】
テーピング・その1

足が外側にねじれることを防ぎます

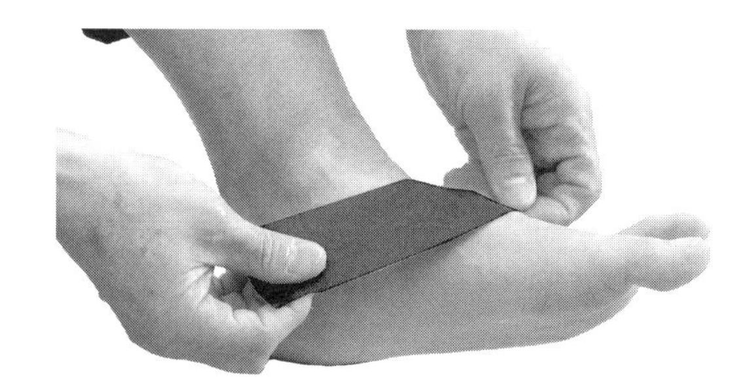

1
足の甲の真ん中あたりからスタート

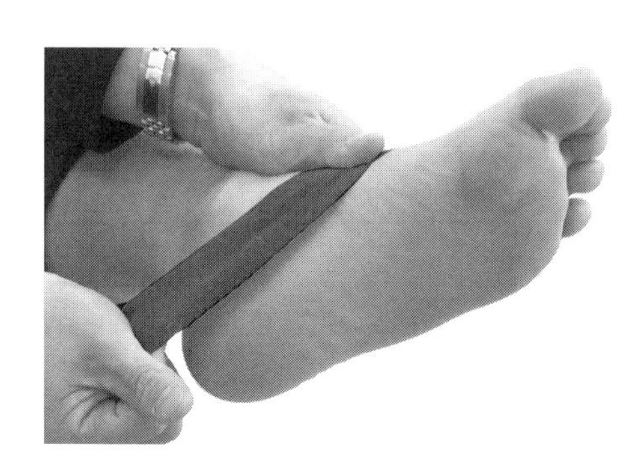

2
そのまま足の甲からかかとの後ろ側に軽く引っ張りながら回す

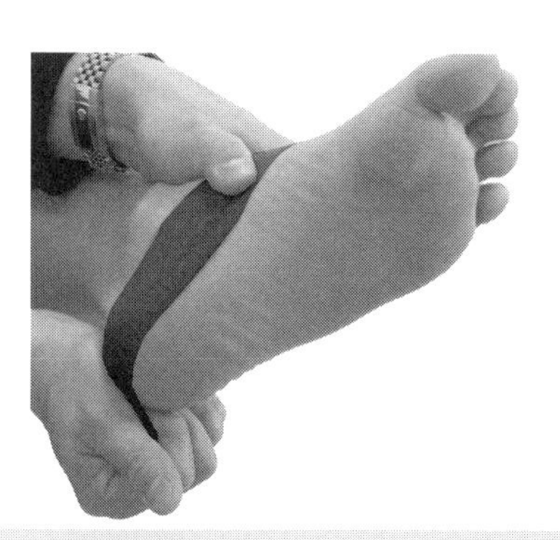

テープの長さ：15cm
テープの幅：5cm
を推奨します

1つ目のテーピングの目的は、**「足が外側にねじれないようにすること」**です。足の神経というのは、内くるぶしの後方を通って入ってきますね。ですから、足が外側にねじれてしまうと、この神経が引き伸ばされてしまうのです。それを防ぐために、**テープを用いて足の向きを内側に固定する**ということです。テーピングに馴染みのない人はその効果があまりピンとこないかもしれませんが、角度を固定することは重要なのです。

具体的な方法としては、15㎝くらいの長さのテープを用意します。テープの幅は5㎝のものを私は使用しますが、2・5㎝幅や3・5㎝幅のものでも構いません。足の甲の真ん中（中指あたり）をスタートとして、足の甲から足の内側を通してかかとの後ろ側に回します。このとき、テープは強くではなく、軽く引っ張る程度にするといいですね。足の甲の山にテープの端を引っかけて、かかとまで回すというイメージです。

足の裏のどこが痛む場合でも、このテーピングは効果的です。痛みやしびれがある場合はぜひ試してみてください。

テーピングは朝出かけるときに行なって、夜、お風呂に入るときまでつけっぱなしでも大丈夫です。ただし、かぶれるようなら時間を短くしましょう。

動画で確認

【デイリーケア⑧】

テーピング・その2

母趾外転筋をゆるめます

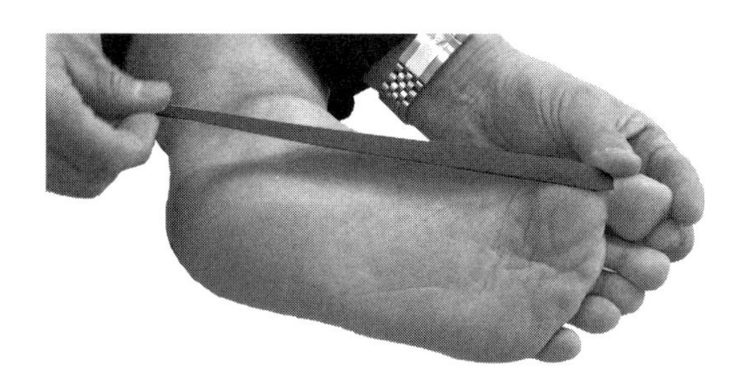

1
親指の付け根より
ややつま先側から
スタート

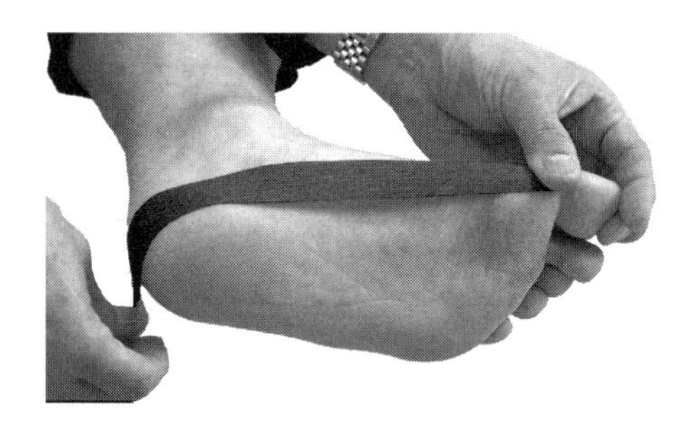

2
土踏まずの側面を
経由して、
かかとの後ろ側に
テープを軽く引っ張り
ながら回す

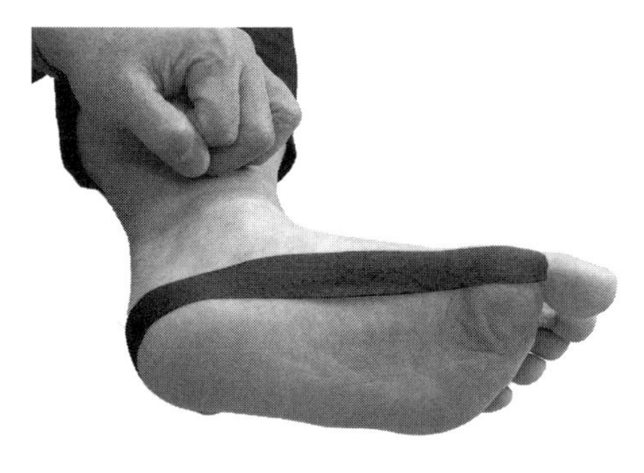

テープの長さ：20cm
テープの幅：2.5cm
を推奨します

もう1つは、**母趾外転筋の滑走操作を行って効果があった人に有効なテーピングの方法**です。70、78ページの「土踏まずスライド」などを行って症状が楽になる人は、ぜひこのテーピングも試してみてください。

このテーピングの目的は、「母趾外転筋をゆるめる」というところにあります。方法としては、まず、20㎝くらいの長さのテープを用意します。テープの幅はできれば細めがいいので、２・５㎝幅のものを推奨しますが、太くても問題はありません。貼りやすさ、貼ったあとの動きやすさを考えると細めがいいと思います。

親指の付け根に関節がありますが、そこを少しつま先側に越えたところをスタートとして、足の側面に巻いていきます。足の内側へ、テープを軽く引っ張りながらかかとの後ろに回しましょう。足の親指とかかとを側面からつなぐイメージですね。

土踏まずに症状がある場合はぜひ試してみてください。

動画で確認

【デイリーケア⑨】

インソールパッド

1 **親指の付け根のインソールが立ち上がる部分に、厚さ3mm程度の素材を貼る**

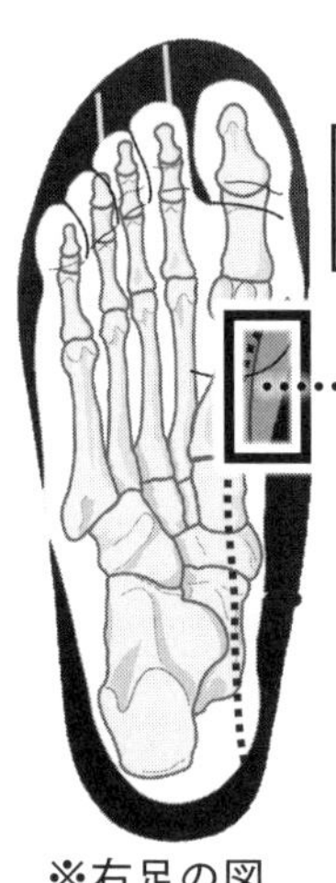

※右足の図

目安として、
長さ：２～３cm
幅：１cm
厚さ：３mm
フェルト片や
段ボール片などが
おすすめ

2 **同じサイズのものをかかと側に伸ばすように貼るのも効果的です**

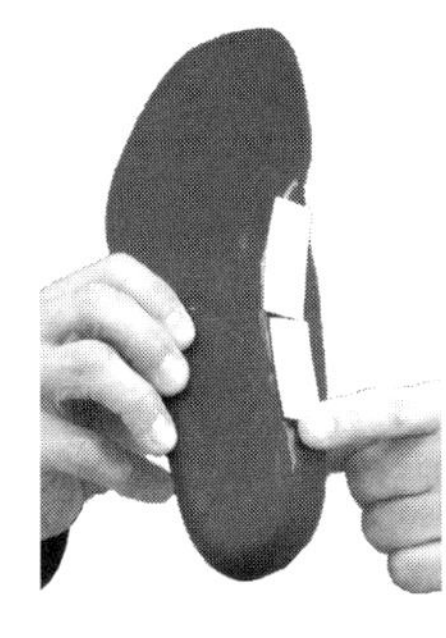

足の裏の痛みには、靴の中敷きである「インソールパッド」が非常に効果があります。普段、みなさんは靴の中に入っているインソールをそのまま使っていることでしょう。

ご自身でインソールに手を加える際に私がお勧めしている一番のポイントは、土踏まずのインソールが立ち上がる部分です。親指の付け根の部分から、3ミリメートル程度の厚みを加え、ささやかな壁を作ってみてください。

基本的には靴の中にある中敷きに手を加えるといいと思います。中敷きのない靴や剥がれない靴は、新たに自分で中敷きを用意し、追加するという形で結構です。追加する場合は、あまり厚みのないものを推奨します。

貼る素材はフェルトのような柔らかいものか、段ボール片でも十分に役割を果たせます。いずれもちょうど2～3ミリ程度の厚さです。高さ（厚さ）については、靴を履くときにパットを加えた壁の部分が結構当たっているとやりすぎです。「ちょっと触れているな」「少しだけ支えられているな」という程度に作ってみてください。強く当たる感覚があれば低く（薄く）します。

また、壁は親指の付け根部分から2～3cm程度の長さで作るだけでも十分ですが、さらにかかと部分に向けて2～3cm伸ばすとさらに効果的です。

【デイリーケア⑩】
正しい立ち方

悪い姿勢

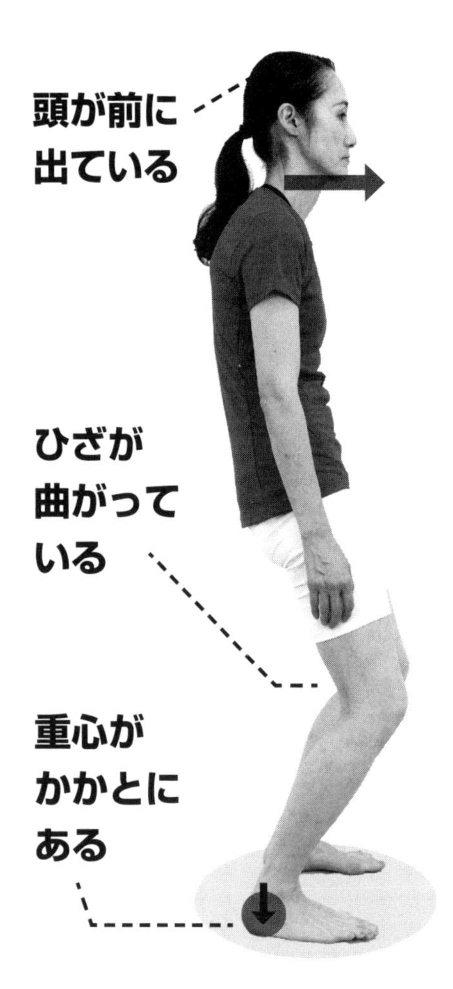

良い姿勢

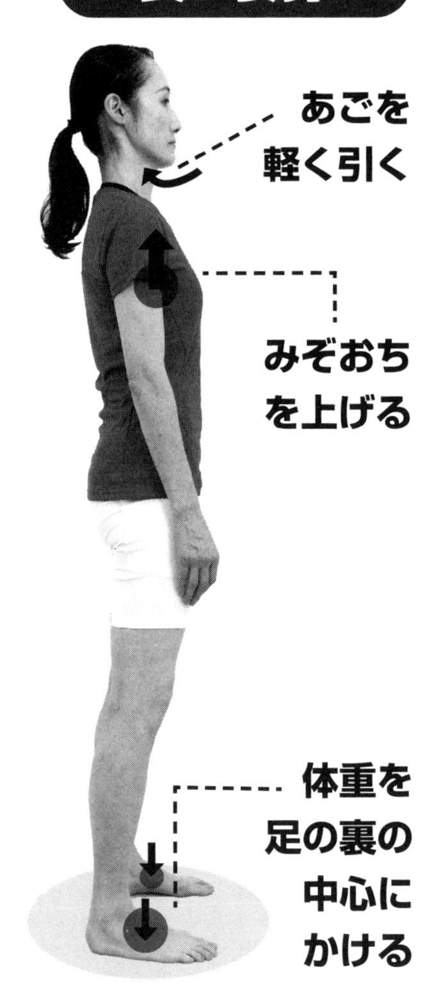

足の裏は、すべての動作の土台です。動作の基本である「立つこと」においてもそれは同様です。

「良い姿勢だと、疲れにくい」というのは多くの人の実感としてあるのではないでしょうか。猫背になり、腰が後ろにずれ、ひざが曲がった姿勢を見ると多くの人が「動くのが大変そうだな」という感想を抱くはずです。

その考えは医学的にも正しいです。人の体は骨や皮膚を介して全身がつながっているため、どこか1カ所に不調があれば他の箇所にも負担がかかります。反対に言うと、**機能的に問題がない体はとても効率よく力が伝わっていき、立つにしても歩くにしても無駄が少なく、効率的に動かすことができます**。つまり、痛みが生じにくい体であると言えるでしょう。

足底部に痛みや異常がある場合、ひざをまっすぐにして良い姿勢で立つことが難しいかもしれませんが、少しずつでもこの正しい姿勢をとる意識を持ってください。思い出したときに**みぞおちを軽く上げるだけでも「姿勢エクササイズ」になります**。継続して正しい姿勢を体に思い出させてあげましょう。

なお、ここで言う「正しい姿勢」とは、横から見たときに耳・肩・骨盤・くるぶしが一直線で結べる姿勢です。鏡を見ながら行いましょう。

【デイリーケア⑪】

正しい歩き方

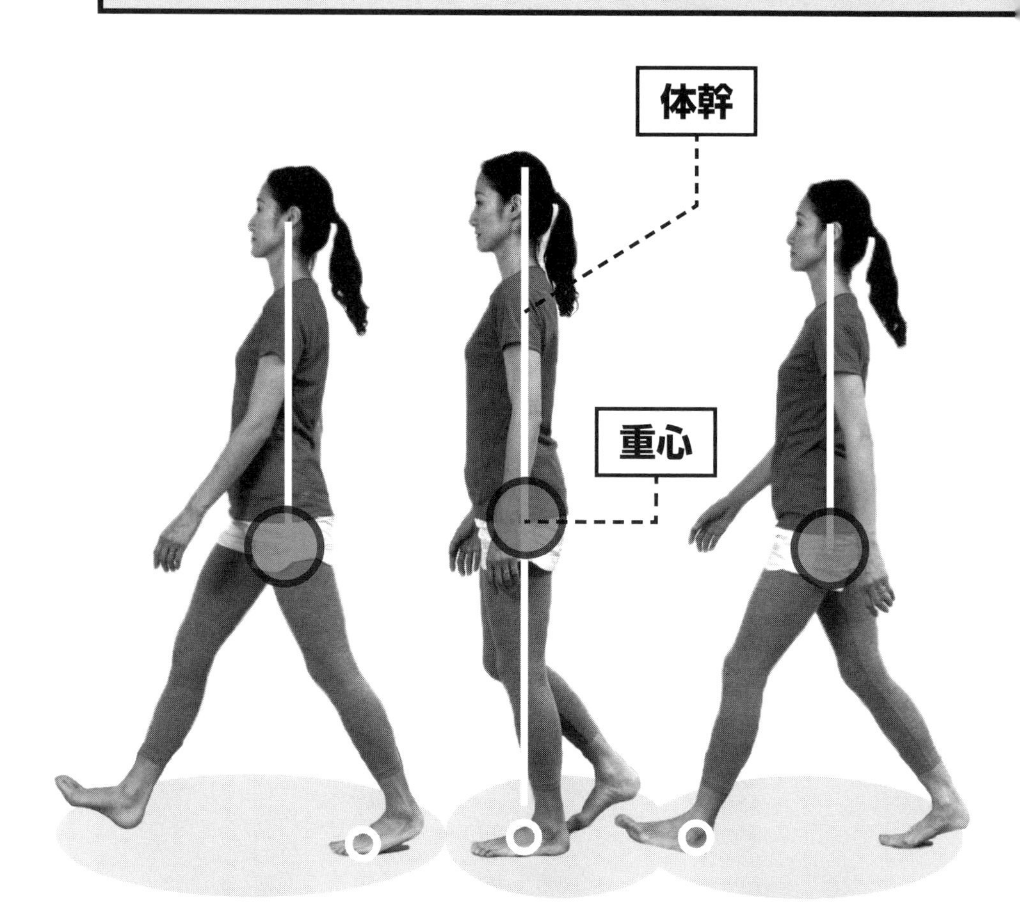

3
足より前方に
体幹を運ぶ

2
足の真上に
体幹が乗る

1
足を地面に
つける

「歩く」とは、人間にとって最も基本となる運動です。あまりにも当たり前に行うため、自分がどのような歩き方をしているか、把握できていない方の方が多いでしょう。

歩行は基本的な運動であると同時に、衰えが表れやすい運動でもあります。体幹、腰、ひざ、足首、つま先にいたるまで全身のバランスをうまく保ったまま、片足ずつ宙に浮かせながら前へ足を進める……このように複合的な動作が求められるため、バランス感覚が衰えると一気に歩行動作の見た目に現れるのです。

もう少し詳しく説明しましょう。歩く動作は、大きく３つに分けられます。

①足を地面につける
②その足に重心を乗せる
③その足よりも体を前に運ぶ

この３つの動作を行うときの骨盤の位置に注目すると、②の足に重心を乗せるときに骨盤が一番高くなっているのがわかります。地面についた足を頂点として、振り子のような動きになっていることから「倒立振り子運動」ともいい

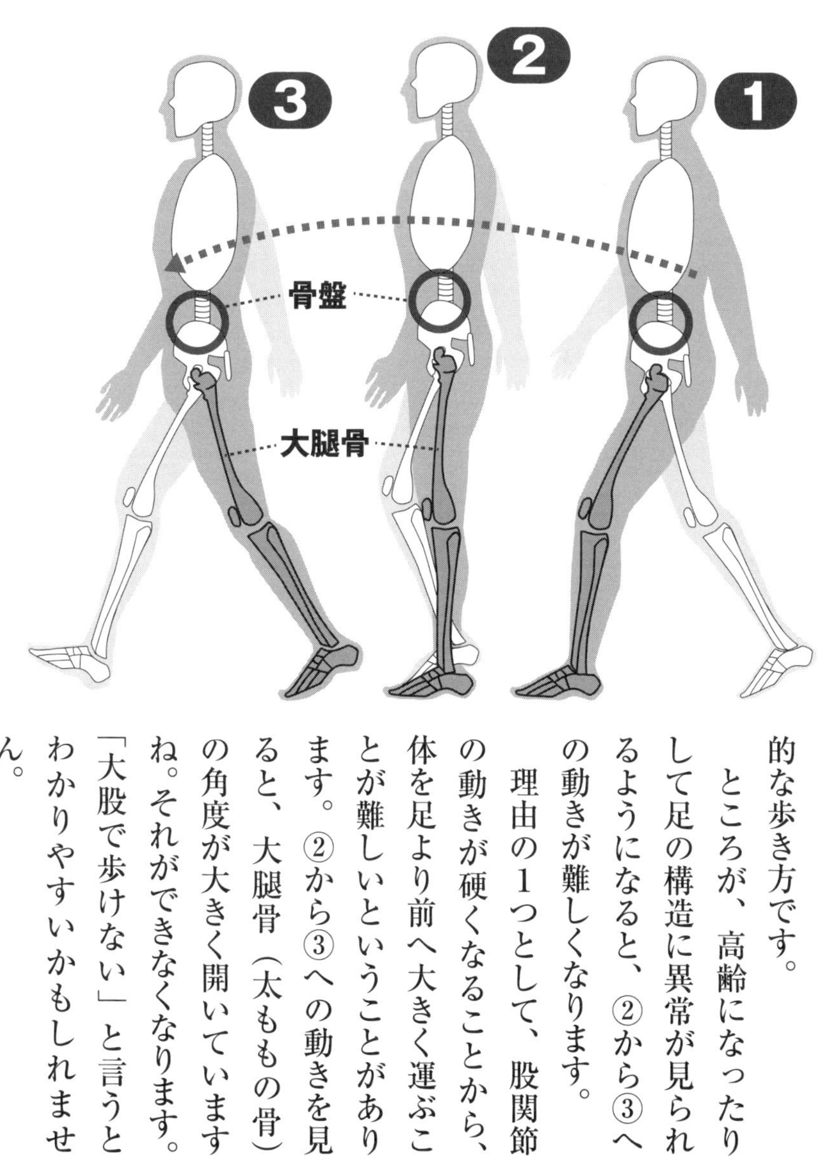

ます。この動きが人体の理想的な歩き方です。

ところが、高齢になったりして足の構造に異常が見られるようになると、②から③への動きが難しくなります。

理由の1つとして、股関節の動きが硬くなることから、体を足より前へ大きく運ぶことが難しいということがあります。②から③への動きを見ると、大腿骨（太ももの骨）の角度が大きく開いていますね。それができなくなります。「大股で歩けない」と言うとわかりやすいかもしれません。

そうなると、ひざも足首も曲がり、小股でゆっくりと歩くことしかできなくなってしまうのです。

そうはいっても、ひざや足に痛みがあると正しい歩き方を無理に行うのはかえって体を痛めることになります。

そこで、**③のときにほんの少し足の指の腹で地面を押すことを意識し、少しでも体を前に運ぶようにしてみてください。みぞおちを、少しだけ足の前に持っていくイメージです。**

それを意識すると、自然と背筋が伸びるのがわかるでしょう。背筋が伸びると歩幅もいつもより大きくなります。すぐに完璧にはできなくても、理想的な歩き方に少しずつ近づいていくのです。指の機能を鍛える重要性も、おわかりいただけるのではないかと思います。

無理のない範囲で行いましょう。

動画で確認

【デイリーケア⑫】

靴の選び方

足の幅が細い人におすすめの靴

細身の靴

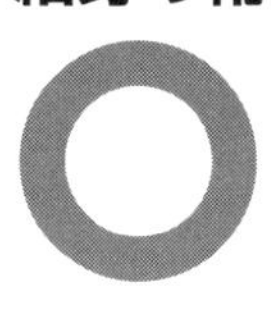

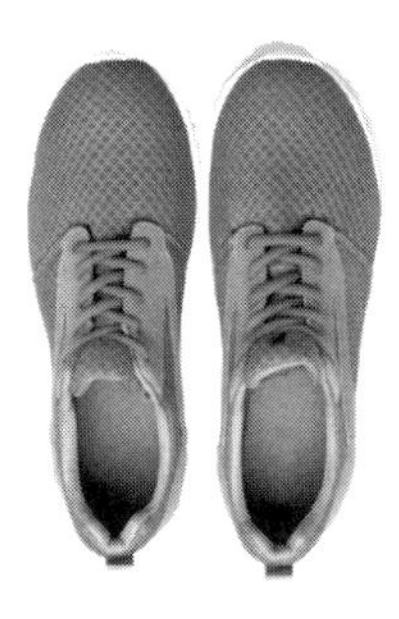

側方が安定する深めの靴

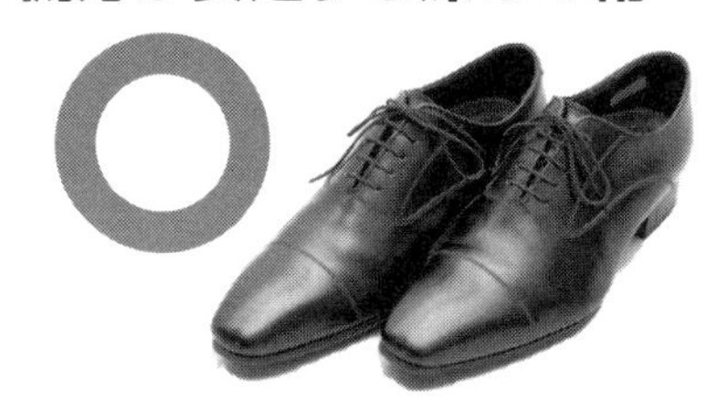

細身でも、浅めで側方が柔らかい
靴は安定しにくいです

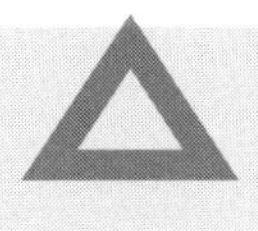

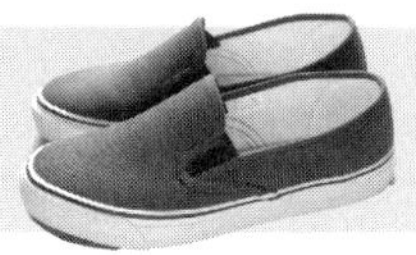

扁平足の人におすすめの靴

幅広の靴

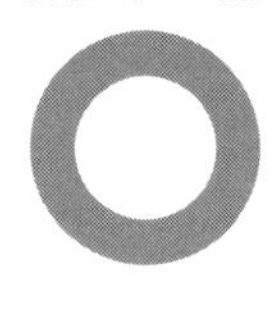

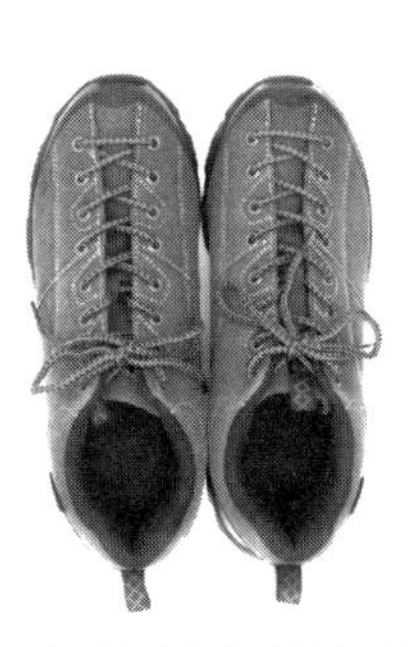

靴底が厚めの靴

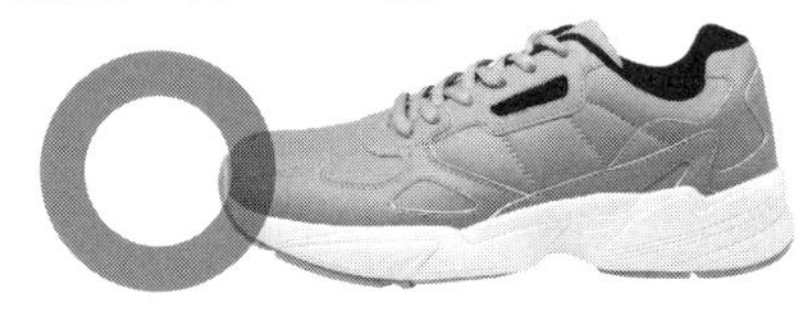

扁平足の人は足底のバネが弱いため
底がしっかり厚い靴がおすすめです

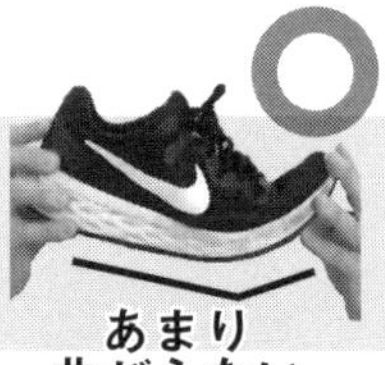

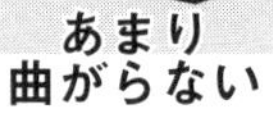

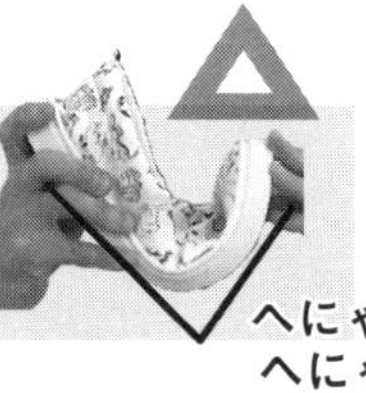

足の痛みやしびれを訴える人にとって、靴は大事な要素となります。なかには「扁平足の人にオススメの靴はこれ！」「整形外科医が監修した疲れないスニーカー！」といった広告で販売されているものもあります。30年以上、のべ10万人以上の足を診てきた私の見解としては**「自分に合う靴がベスト」**ということに尽きます。

靴の専門家がいろいろと特徴を並べて薦めることがありますが、理論的に正しくてもそれがあなたの足に合うとは限りません。合う靴は人それぞれ違うのです。長年生きていると、履いたときに「しっくりくる靴」というのがあるかと思います。反対に、どれだけ理論的には正しくても「なんだか合わないなあ」と感じる靴は避けましょう。

また、靴紐も「きっちり結んだ方が足と靴に一体感が生まれるので良い」という意見も多いですが、圧迫感があって嫌だという場合は無理に締めなくてもいいと思います。

とはいえ、傾向としては次のような基準で選ぶとよいでしょう。

○足の幅が細い人…細身の靴、ある程度深い靴、側方の安定性の良い靴

○扁平足の人…少し靴底が厚めのもの、やや幅広の方が良い

おわりに

本書で紹介した「原因部位発見メソッド」および、痛みの原因組織に対するセルフケアはいかがでしたか。なかには「こんなに簡単な方法でいいの？」と思うようなものもあったかもしれません。しかし、きちんと原因を特定し、原因組織への適切なケアを行うことができれば、あなたの長年の足の裏の痛み・しびれはきっと改善に向かうはずです。

長く病院に通っても痛みが治らず、本当の原因すらわからないという患者さんは少なくありません。そのような状態で行う治療が本当に患者さんのためになっているのか、一医療従事者として疑問に思っていました。

本書が一人でも多くの方を、足の悩みから救うことにつながることを願っています。また、さらに詳しく診てもらいたいという方は左記に示すコンディション・ラボに是非いらしてください。私と私の弟子たちがしっかりケアいたします。

2024年6月　園部俊晴

【参考文献】
・『園部式　歩行改善メソッド』（園部俊晴／運動と医学の出版社）
・Y Ishimoto,,et al.：Associations between radiographic lumbar spinal stenosis and clinical symptoms in the general population: the Wakayama Spine Study. Osteoarthritis Cartilage. 2013 Jun;21(6):783-8.

【著者略歴】

園部俊晴（そのべ・としはる）

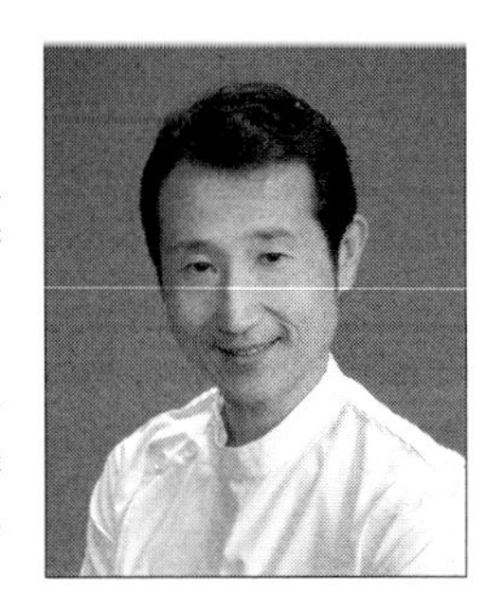

1991年、理学療法士（国家資格）取得。同年に関東労災病院リハビリテーション科に勤め、同病院で26年間勤務ののち「コンディション・ラボ」を開業。
足・膝・股関節など、整形外科領域の下肢障害の治療を専門としている。故・入谷誠の一番弟子。一般の人だけでなくスポーツ選手にまで幅広く支持され、自身の治療院は約１年待ち。多くの一流アスリートや著名人などの治療も多く手掛ける。
身体の運動連鎖や歩行に関する研究および文献多数。著書多数。新聞、雑誌、テレビなどのメディアにも多く取り上げられる。また、運動連鎖を応用した治療概念は、専門家からの評価も高く全国各地で講演活動を行う。

足の裏・かかと・つま先の痛みが消える 園部式 足底筋膜炎 改善メソッド

2024年7月23日　第一刷

著　者　園部俊晴
発行人　山田有司
発行所　株式会社　彩図社（さいずしゃ）
〒170-0005
東京都豊島区南大塚3-24-4　ＭＴビル
TEL 03-5985-8213　FAX 03-5985-8224
印刷所　シナノ印刷株式会社
ＵＲＬ　https://www.saiz.co.jp
https://twitter.com/saiz_sha

ISBN978-4-8013-0728-5 C0077